CONSULTAS TERAPÊUTICAS ON-LINE NA SAÚDE MENTAL

CONSULTAS TERAPÊUTICAS ON-LINE NA SAÚDE MENTAL

Andrés Eduardo Aguirre Antúnez
Nara Helena Lopes Pereira da Silva

MANOLE

Produção editorial: Soares Gestão Editorial
Projeto gráfico: Departamento Editorial da Editora Manole
Diagramação: Estúdio Castellani
Capa: Departamento de Arte da Editora Manole

CIP-BRASIL. CATALOGAÇÃO NA PUBLICAÇÃO
SINDICATO NACIONAL DOS EDITORES DE LIVROS, RJ

A644C

Antúnez, Andrés Eduardo
Aguirre Consultas terapêuticas on-line na saúde mental / Andrés Eduardo Aguirre Antúnez, Nara Helena Lopes Pereira da Silva. – 1. ed. – Santana de Parnaíba [SP] : Manole, 2021.
176 p. : il. ; 23 cm.

Inclui índice
ISBN 9786555762334

1. Psicologia clínica. 2. Psicoterapia – Inovações tecnológicas. 3. Internet na psicoterapia. I. Silva, Nara Helena Lopes Pereira da. II. Título.

21-68674 CDD: 616.8914
CDU: 616.8-085.851::004.738.5

Meri Gleice Rodrigues de Souza – Bibliotecária – CRB-7/6439

Edição – 2021

Editora Manole Ltda.
Alameda América, 876 – Tamboré
Santana de Parnaíba
06543-315 – SP – Brasil
Tel. (11) 4196-6000
www.manole.com.br | https://atendimento.manole.com.br/

Impresso no Brasil
Printed in Brazil

Organizadores

ANDRÉS EDUARDO AGUIRRE ANTÚNEZ

Professor-associado do Departamento de Psicologia Clínica do Instituto de Psicologia da Universidade de São Paulo (IPUSP). Professor subsidiário no Instituto de Psiquiatria da Faculdade de Medicina da Universidade de São Paulo (FMUSP). Coordenador do Escritório de Saúde Mental da Pró-Reitoria de Graduação da Universidade de São Paulo (USP). Livre-Docente em Psicologia Clínica (USP) e Doutor em Ciências pelo Departamento de Psiquiatria da Escola Paulista de Medicina da Universidade Federal de São Paulo (Unifesp). Líder do Círculo Fenomenológico da Vida e da Clínica (USP). Membro da Société Internationale de Psychopathologie Phénoméno-Structurale (França) e do Centro Italiano di Ricerche Fenomenologiche (Roma).

NARA HELENA LOPES PEREIRA DA SILVA

Pós-doutorado (Fapesp 2018/11351-2) no Instituto de Psicologia da Universidade de São Paulo (IPUSP), projeto "Psicoterapia mediada pelas TICs: um estudo longitudinal". Atua com psicologia fenomenológica. Supervisora e pesquisadora em psicoterapia nas modalidades on-line e face a face. Estuda a interface entre psicologia, subjetividade e campo digital. É coautora do livro *Psicoterapia on-line: manual para a prática clínica* (2020).

Autores

AIMÉE MARCELLA BIELAKOWICZ GIANNACCARI MARTINS

Graduada em Psicologia pelo Centro Universitário das Faculdades Metropolitanas Unidas (FMU) e em Comunicação Social pela Fundação Armando Alvares Penteado (Faap). Especialista em Psicopatologia Fenomenológica pela Faculdade de Ciências Médicas da Santa Casa de São Paulo (FCMSCSP). Atua como psicóloga clínica em grupos e com psicoterapia face a face e on-line. É colaboradora do Escritório de Saúde Mental da Pró-Reitoria de Graduação da Universidade de São Paulo.

ANA PAULA MUCHA TONETTO

Doutoranda e Mestre em Psicologia pela Faculdade de Filosofia, Ciências e Letras de Ribeirão Preto da Universidade de São Paulo (FFCLR-USP). Especialista em Psicologia Clínica na Saúde Reprodutiva da Mulher pela Universidade de Campinas (Unicamp). Experiência em Psicologia Clínica, nos seguintes temas: desenvolvimento infantil, técnicas projetivas, transtorno de déficit de atenção e hiperatividade e obesidade.

ANDRÉ LUIZ DE OLIVEIRA

Psicólogo. Graduado em Psicologia pela Pontifícia Universidade Católica de Minas Gerais (PUC-MG). Mestre e Doutorando em Psicologia Clínica no Programa de Pós-graduação em Psicologia Clínica do Instituto de Psicologia da Universidade de São Paulo (IPUSP). Membro do Círculo Fenomenológico da Vida e da Clínica. Colaborador do Escritório de Saúde Mental da Pró-Reitoria de Graduação da Universidade de São Paulo.

ANITA TAUB

Graduação em Psicologia pela Pontifícia Universidade Católica de São Paulo (PUC-SP). Especialista em Neuropsicologia pelo Conselho Federal de Psicologia.

Mestre em Ciências da Saúde pela Universidade Federal de São Paulo (Unifesp). Implantou o Serviço de Neuropsicologia e Reabilitação Neuropsicológica do Hospital Israelita Albert Einstein. Membro do corpo editorial do *Journal of Neuropsychological Rehabilitation*. Atuação clínica na área de Psicologia, com ênfase em Terapia cognitivo-comportamental.

ÉLISON SILVA SANTOS

Psicólogo. Especialista em Análise Existencial e Logoterapia pela Pontifícia Universidade Católica do Paraná (PUC-PR). Mestrando em Psicologia Clínica pela Universidade de São Paula (USP). Colaborador no Escritório de Saúde Mental da Pró-Reitoria de Graduação da USP. Membro Diretor do International Council of Psychologists. Fundador do Instituto Busca Sentido. Membro do Comitê Diretor do Global Network of Psychologists for Human Rights. Membro do Conselho Científico da Associação Brasileira de Logoterapia.

FERNANDA KIMIE TAVARES MISHIMA-GOMES

Doutora, Mestre e Psicóloga do Departamento de Psicologia da Faculdade de Filosofia, Ciências e Letras de Ribeirão Preto da Universidade de São Paulo (FFCLR-USP). Coordenadora do Serviço de Triagem e Atendimento Infantil e Familiar (STAIF) do Centro de Pesquisa e Psicologia Aplicada desta instituição. Supervisora clínica e orientadora de pesquisas na área de Psicanálise, Psicologia do Desenvolvimento, Infância e Família.

FRANCISCO LOTUFO-NETO

Professor-associado da Faculdade de Medicina e do Departamento de Psicologia Clínica do Instituto de Psicologia da Universidade de São Paulo (IPUSP).

GERMANO HENNING

Mestrando do Instituto de Psicologia da Universidade de São Paulo (IPUSP). Graduado em Psicologia pela Pontifícia Universidade Católica de São Paulo (PUC-SP). Formação avançada em Acompanhamento Terapêutico pelo Núcleo Paradigma. Trabalhou como terapeuta comportamental. Sócio do Grupo D20 – Desenvolvimento em Habilidades Sociais. Participou do CAIS-USP em 2013 e do PROTANV de 2009 a 2014. Realiza terapia individual e em grupo. Sócio da Associação Brasileira de Psicologia e Medicina Comportamental desde 2005.

GRAÇA MARIA RAMOS DE OLIVEIRA

Psicóloga especialista em Psicologia Hospitalar pelo Conselho Federal de Psicologia (CFP). Especialista em Psicoterapia Psicodinâmica – Intervenção

Institucional e Clínica de Adultos do Instituto Sedes Sapientiae. Psicóloga Supervisora do Serviço de Psicologia e Neuropsicologia do Instituto de Psiquiatria do Hospital das Clínicas da Faculdade de Medicina da Universidade de São Paulo (IPq-HCFMUSP). Psicóloga responsável pela Enfermaria Agudos. Psicóloga Colaboradora do Projeto de Esquizofrenia (PROJESQ) no IPq-HCFMUSP.

GUILHERME PERES MESSAS

Doutor em Medicina pela Faculdade de Medicina da Universidade de São Paulo (USP). Coordenador da Especialização em Psicopatologia Fenomenológica da Faculdade de Ciências Médicas da Santa Casa de São Paulo (FCMSC). Líder para o Brasil do Collaborating Centre for Values-Based Practice in Health and Social Care, St. Catherin's College, Oxford. Autor de diversas obras no campo da Psicopatologia Fenomenológica. Médico Psiquiatra com mais de 25 anos de experiência clínica.

INES HUNGERBÜHLER

Psicóloga pela Universidade de Zurique, com doutorado pela Faculdade de Medicina da Universidade de São Paulo (USP). Chefe do Departamento de Psicologia da TNH Digital Health, *startup* que produz *chatbots* para a gestão de saúde populacional.

JACQUELINE SANTOANTONIO

Psicóloga com especialização em Psicologia Hospitalar pelo Hospital Brigadeiro. Especialização em Psicologia da Saúde (Capes). Aperfeiçoamento em Pesquisa – Psicodiagnóstico (CNPq). Doutorado em Ciências (Fapesp) pelo Departamento de Psiquiatria da Escola Paulista de Medicina da Universidade Federal de São Paulo (Unifesp). Concursada do Departamento de Psiquiatria da Unifesp. Atua no Hospital Dia e no Projeto "Acolhimento COVID". Membro da Société Internationale de Psychopathologie Phénoméno-Structurale.

LETÍCIA REIS DE ANDRADE SOUZA

Doutoranda em Ciências da Saúde pela Santa Casa de São Paulo (FCMSC). Mestre em Psicologia Social pela Universidade do Estado do Rio de Janeiro (Uerj). Pós-graduada em Psicopatologia Fenomenológica (FCMSC). Bacharel e Psicóloga pela Universidade Federal Fluminense (UFF). Professora e Supervisora Clínica de Psicologia Fenomenológica no Centro Universitário IBMR. Coordenadora da Casa Plural – Cursos em Psicologia e Saúde. Psicóloga Clínica com mais de 10 anos de experiência clínica.

LUIZA VICTORETTI PIRAGINO

Enfermeira graduada pela Universidade Federal de São Paulo (Unifesp). Atualmente residente multiprofissional do programa de saúde mental da Unifesp. Atua no projeto "Acolhimento COVID", que realiza atendimentos remotos para profissionais de saúde e apoio do Hospital São Paulo em sofrimento psíquico por conta da pandemia.

MARCELO FEIJÓ DE MELLO

Médico graduado pela Faculdade de Ciências Médicas da Santa Casa de São Paulo (1984). Residência em Psiquiatria no Hospital do Servidor Público Estadual (HSPE). Mestrado e doutorado em Psiquiatria no HSPE e na Unifesp. Pós-doutorado em Neurociências na Unifesp/Brown University (EUA). Certificação para a Formação e Supervisão em Psicoterapia Interpessoal pela International Society of Interpersonal Psychotherapy. Professor livre-docente do Departamento de Psiquiatria da Escola Paulista de Medicina. Professor pleno da Faculdade de Medicina do Hospital Israelita Albert Einstein.

MARIA CRISTINA MAZZAIA

Enfermeira. Mestrado e Doutorado em Saúde Pública pela Universidade de São Paulo (USP). Docente. Professora associada da Universidade Federal de São Paulo (Unifesp). Responsável pela Disciplina de Enfermagem em Saúde Mental da Escola Paulista de Enfermagem. Coordenadora do Programa de Residência Multiprofissional em Saúde Mental Unifesp.

MARIA FERNANDA MONTEIRO

Psicóloga pela Universidade Estadual de Londrina (UEL). Especialista em Análise do Comportamento pelo Centro Universitário Filadélfia (Unifil). Mestre em Psicologia pela Universidade Federal do Paraná (UFPR). Atua como psicóloga clínica nas modalidades on-line e presencial em Curitiba/PR. É coautora do livro *Psicoterapia on-line: manual para a prática clínica* (2020).

PRISCILA CHACON

Psicóloga. Analista do comportamento. Doutora pelo Departamento de Psiquiatria da Faculdade de Medicina da Universidade de São Paulo (IPq-FMUSP). Pesquisadora do Projeto Transtornos de espectro obsessivo-compulsivo (Protoc) (IPq-FMUSP).

RAISSA ROBERTI BENEVIDES

Psicóloga e Mestre em Análise do Comportamento pela Universidade Estadual de Londrina (UEL). Pós-graduada em Transtorno do Espectro Autista pelo Child Behavior Institute (CBI of Miami). Atuou no Núcleo de Estudos e Defesa de Direitos da Infância e da Juventude e no Núcleo Maria da Penha, no atendimento de crianças, adolescentes e mães vítimas de violência. Experiência no atendimento psicoterapêutico de crianças e adolescentes com desenvolvimento típico ou atípico por meio da gamificação. Terapeuta do Grupo D20 – Desenvolvimento em Habilidades Sociais desde 2017.

TÚLIO ANDRADE

Formado pela Universidade São Judas Tadeu (USJT). Trabalhou como Acompanhante Terapêutico no Núcleo Paradigma de Análise do Comportamento. Atualmente dedica-se ao trabalho com crianças e adolescentes dentro do consultório particular, em ambientes externos e também com terapias de grupo. Sócio da Associação Brasileira de Psicologia e Medicina Comportamental (ABPMC). Sócio do Grupo D20 – Desenvolvimento em Habilidades Sociais.

VALERIA BARBIERI

Professora-associada do Departamento de Psicologia da Faculdade de Filosofia, Ciências e Letras de Ribeirão Preto da Universidade de São Paulo (FFCLRP-USP). Coordenadora do Laboratório de Avaliação Psicológica e de Intervenção Infantil, Adulto e Familiar (LAPIAF) desta instituição. Coordenadora do Serviço de Triagem e Atendimento Infantil e Familiar (STAIF). Supervisora clínica e orientadora de pesquisas na área de Avaliação Psicológica, Técnicas Projetivas, Psicanálise e Família.

VITÓRIA BALDISSERA DE SOUZA

Graduada e Mestre em Psicologia pela Universidade Federal do Paraná (UFPR). Especialista em Práticas e Recursos Terapêuticos em Psicologia Comportamental e Cognitiva pela Universidade Positivo (UP). Defendeu a dissertação de mestrado intitulada "A interação terapeuta/cliente na psicoterapia analítica funcional presencial e on-line: uma comparação" em 2020. Coautora do livro *Psicoterapia on-line: manual para a prática clínica* (2020).

Sumário

Prefácio

Foi com grande satisfação e muita honra que recebi o convite para fazer o prefácio do livro *Consultas terapêuticas on-line na saúde mental*, organizado pelo Professor Andrés Eduardo Aguirre Antúnez e pela Professora Nara Helena Lopes Pereira da Silva.

Desde março de 2020 estamos enfrentando a pandemia de covid-19. Entre outros aspectos que podem ser considerados, gostaria de me ater à Universidade de São Paulo (USP) e, em especial, ao ensino de graduação. Neste contexto, com a suspensão das atividades presenciais, as atividades acadêmicas passaram a ser oferecidas de modo remoto, utilizando plataformas e recursos educacionais digitais, por meio de Tecnologias da Informação e Comunicação.

Esta rápida e inesperada mudança trouxe repercussões importantes na saúde mental dos nossos estudantes.

A Pró-Reitoria de graduação conta, desde 2019, em seu Núcleo de Acolhimento ao Estudante, com o Escritório de Saúde Mental, que tem como principal objetivo desenvolver atividades para prevenção de sofrimentos, orientação e acolhimento inicial ao estudante de graduação e de pós-graduação. É coordenado por docentes do Instituto de Psicologia e da Faculdade de Medicina da USP.

O livro *Consultas terapêuticas on-line na saúde mental* representa a experiência que foi adquirida no Escritório de Saúde Mental neste período de pandemia, e é subdividido em duas partes. A primeira, composta por dois capítulos, faz considerações sobre o uso das Tecnologias da Informação e Comunicação em consultas on-line. Na segunda parte, com dez capítulos, os autores apresentam as consultas terapêuticas on-line e as modalidades terapêuticas que podem ser adotadas.

Foram convidados para participar competentes e experientes profissionais da Faculdade de Medicina, do Instituto de Psicologia e da Faculdade de Filosofia, Ciências e Letras de Ribeirão Preto da USP, da Escola Paulista de Medicina da

Universidade Federal de São Paulo, da Faculdade de Ciências Médicas da Santa Casa de São Paulo e da Universidade Federal do Paraná.

Esta obra será, sem dúvida, de grande utilidade para todos os profissionais que lidam com o bem-estar e a boa saúde mental das pessoas.

Prof. Dr. Edmund Chada Baracat

Pró-Reitor de graduação da Universidade de São Paulo (USP).
Professor Titular da Disciplina de Ginecologia da Faculdade de Medicina da USP.
Professor Emérito do Departamento de Ginecologia da Escola Paulista de Medicina da Universidade Federal de São Paulo (Unifesp).

Parte 1

Tecnologias da informação e comunicação

1

Campo digital e o uso de tecnologias em consultas terapêuticas on-line*

Nara Helena Lopes Pereira da Silva

A pandemia de covid-19 e as intervenções para reduzir a transmissão da doença marcaram o ano de 2020, provocando uma crise global, tanto na saúde pública – nos âmbitos sociais[1], psicológicos[2], econômicos[3], financeiros[4] – quanto na intensificação de conflitos entre direitos individuais e proteção ao coletivo[5]. Em resposta à rápida disseminação do vírus, a principal medida preventiva foi nos distanciarmos do contato físico, visando evitar um colapso dos sistemas de saúde no mundo. Tais ações repercutiram não apenas no âmbito da prevenção, mas também no confronto entre interesses políticos e sociais, endossando desigualdades; e intensificou a desestruturação e a falência de sistemas econômicos tradicionais e a ruptura de paradigmas da sociedade, solidificados em determinadas formas de crenças e de valoração da vida. Inicia-se um processo generalizado de desconstrução das formas de viver e na desestabilização da noção de vida previsível e passível de ser controlada.

O silêncio dos espaços públicos rapidamente se impôs; o ar que faltava aos pulmões das primeiras pessoas internadas repercutiu em outras tantas, simultaneamente, que vivenciavam a falta de ar subjetiva diante do imprevisível. Gradativamente, foram deixadas cicatrizes das perdas por todos os continentes, reais, psicológicas e simbólicas, exigindo mudanças, posicionamentos e transformações jamais imaginadas na rotina das pessoas e dos profissionais de saúde e de saúde mental até o ano de 2019.

A realidade imposta pela pandemia confinou milhares de pessoas à esfera da vida privada, isolada, distanciada, e nos obrigou a olhar frente a frente para

* Capítulo desenvolvido a partir do projeto de pós-doutorado "Psicoterapia mediada pelas tecnologias da informação e comunicação — um estudo longitudinal", com financiamento da Fapesp. Processo 2018/11351-2. Supervisionado pelo Prof. Andrés Eduardo Aguirre Antúnez do Instituto de Psicologia da Universidade de São Paulo (IPUSP).

outra perspectiva, já habitada há mais de décadas nas telas e nos dispositivos digitais. Trancado aos limites físicos dos lares, o homem mergulhou no seu ser tecnológico, sem a possibilidade de se confrontar com seus preconceitos, julgamentos, escolhas, críticas, falhas ou prejuízos decorrentes da então recém-nascida era digital. Por mais que se desenvolvam tratamentos para a pandemia, esse tempo já deixa marcas na forma como o ser humano vivencia a si mesmo e ao mundo. A vida on-line, que já vinha transformando hábitos e provocando questionamentos sobre prejuízos ou soluções ao humano, passa a ser a forma previsível e possível de se manter em relação com o mundo externo. Porém, é preciso atenção, de modo a não naturalizar e não se adaptar aos percalços que uma crise provoca, ainda que esta exija respostas imediatas. Respostas essas que nem sempre surgem no tempo necessário para a reflexão e para a consolidação de mudanças ponderadas e efetivas. O que não se pode negar é que a pandemia avançou o suficiente para mostrar que outro percurso humano é necessário. Durante um evento de crise, as vulnerabilidades se tornam aparentes. Somente o tempo e a apropriação consciente dos ocorridos torna possível a estruturação de novos sentidos, de modo a potencializar as fragilidades explicitadas em vistas de uma transformação.

É nesse contexto de confinamento *versus* janela tecnológica que este capítulo objetiva apresentar as faces que a vida digital vem desenhando na última década, em seus aspectos primeiros de tecnologias de comunicação e informação, mas também como direito universal, transformação social e psicológica do Humano, bem como a relação deste com a oferta de serviços de saúde mediados pelas tecnologias.

TECNOLOGIAS DA INFORMAÇÃO E COMUNICAÇÃO

O microprocessador foi inventado em 1971, e o primeiro kit para a construção de um computador para casa, o famoso Atair, chegou somente em 1975. Naquela época as pessoas não tiravam do bolso um celular com câmera e não tinham seus entretenimentos particulares difusos por todo o mundo. Para eles existiam os grandes jornais impressos, as redes de televisão e discografias, as visitas a bibliotecas físicas e o telefone fixo. O progresso tecnológico nos anos 1980 foi muito mais veloz em relação ao desenvolvimento da informática pessoal dos anos 1970. Aos fins dos anos 1990, os sistemas computadorizados se tornaram, literalmente, milhares de vezes mais potentes em relação àqueles dos quais o Ministério da Defesa dispunha nos anos 1960. Era uma pessoa do futuro aquela que, por meio de uma linha telefônica, conseguia imprimir artigos de 10 a 20 páginas, por meio de um processo de informação digital. A espera de uma impressão levava o tempo suficiente para tomar um café, enquanto se esperava o *download*. Foi em fins dos anos 1970 que duas pequenas sociedades – Apple e Microsoft – surgem com o *personal computer* (PC), e com a novidade de poder elaborar textos escritos e virtualmente corrigíveis, movendo-os em blocos, deixando as canetas e os recortes físicos de papéis. Nesse momento surgiram os primeiros indícios da interatividade digital[6].

A internet surgiu na década de 1960, com a finalidade de defesa e proteção dos dados militares nos Estados Unidos, e, após esse período, se expandiu entre os ambientes universitários, visando ao compartilhamento de informações e conhecimentos científicos. Foram as universidades que deram continuidade às conexões entre cidades e países, visando compartilhar dados de pesquisa. Nesse momento, a informação e a comunicação eram as peças centrais do processo. Entretanto, esse percurso foi se desenvolvendo e atingindo dimensões outras, inicialmente com as redes sociais e a internet de alta velocidade[7]. A evolução trouxe para o presente uma vida híbrida, em que as vivências humanas atuais se confundem com a tecnologia, e o específico deste momento aponta para a (co)dependência entre o humano e o tecnológico.

As então tecnologias de comunicação e informação evoluíram a ponto de modificar nossa perspectiva em relação a quais são, de fato, os limites e as superações da informação e da comunicação. As mídias digitais sociais modificaram por completo todo um sistema de possibilidades de comunicar e de se informar, tornando tais processos mais acessíveis, eficientes e velozes, oferecendo espaços inéditos de interação humana. E, como consequência, vêm modificando radicalmente as dinâmicas características das nossas relações, das nossas concepções e das nossas próprias premissas[8].

INTERNET BASEADA NOS DIREITOS HUMANOS

> À medida que surgem restrições on-line ao redor do mundo, a universalidade da internet está em perigo. Diante da pandemia, e mesmo com a existência de leis internacionais que permitem poderes emergenciais em resposta a ameaças significativas, a Unesco está convencida de que os direitos humanos não devem ser comprometidos e que uma internet não fragmentada é de interesse global.[9]

À medida que a tecnologia evolui surgem novas modalidades de serviços em diferentes áreas de ocupação. Com a evolução tecnológica, esses serviços passam a oferecer uma gama de intervenções, com uso de recursos de inteligência artificial, realidade virtual ou aumentada, como jogos e entretenimento. Ainda assim, são predominantes posicionamentos negativos diante do intenso consumo de tecnologias, além do aumento das desigualdades de acesso entre grupos ou de crenças sobre a limitação do contato humano, como a perda do corpo e da presença. Porém, a acessibilidade digital também pode ser compreendida a partir de novas possibilidades de educação, de informação, de tratamento à saúde e de acesso à cultura[9]. Talvez não se trate propriamente da ausência do corpo ou promoção de desigualdades, mas de alterações significativas em diferentes dimensões da vida.

É a partir da concepção de acessibilidade digital baseada nos direitos humanos que, em 17 de julho de 2020, a Unesco[9] reafirma a necessidade da universalidade da internet em meio a crescentes ameaças da pandemia de covid-19. Dentre as reflexões propostas, destaca-se "o papel crucial da tecnologia digital no mundo durante e após a pandemia". De fato, a tecnologia teve papel fundamental logo nos primeiros momentos da covid-19, por exemplo, rápidas respostas de monitoramento em alguns países, informação em nível mundial e, especialmente, a difusão de conhecimento científico. A Unesco enfatiza, ainda, a "responsabilidade coletiva de conectar quem não está conectado, proteger os vulneráveis e marginalizados e respeitar os direitos humanos na era digital". Em outras palavras, mais do que paralisar o avanço da tecnologia diante das desigualdades da acessibilidade digital, a proposta é difundi-la como parte dos direitos universais, bem como uma ferramenta com potencial de proteção e inclusão social e individual. Busca-se, portanto, acessibilidade digital para todos, em fluxo livre e em todos os lugares[9]: "é uma questão de vida ou morte se as pessoas não puderem acessar informações essenciais de saúde – e informações confiáveis de forma mais ampla".

O conceito de universalidade da internet, entretanto, foi endossado pela Unesco ainda em 2015, na 38ª Conferência Geral, a partir da adoção de quatro princípios pilares que visam sustentar o crescimento e o desenvolvimento da internet, em prol do avanço do desenvolvimento sustentável. O ROAM-X (*human Rights, Openness, Accessibility, Multi-stakeholder participation*), com indicadores de universalidade da internet para o avanço dos direitos humanos, propõe um pacote de princípios que abrangem direitos humanos, abertura, acessibilidade e participação de múltiplas partes interessadas. O conceito de universalidade da internet relaciona-se "à governança digital, contribuindo para a promoção da liberdade de expressão e o acesso à informação". Segundo a Unesco, trata-se de 303 indicadores desenvolvidos no decorrer de três anos de consultas globais e inclusivas, "que visam avaliar o desempenho das partes interessadas em nível nacional, incluindo governos, empresas e sociedade civil, na adesão aos seus princípios, e mais 79 indicadores transversais (categoria x) relativos aos gêneros, às necessidades das crianças e dos jovens, desenvolvimento sustentável, confiança, segurança, aspectos legais e éticos da internet"[10].

Entretanto, na dimensão do indivíduo, há um percurso real já em evolução. A internet tem cada vez mais apresentado um campo no qual, além da interatividade, se tornam possíveis outras expressões da subjetividade. Podemos compreendê-la para além de uma ferramenta de uso para atividades humanas. Trata-se de um fenômeno que recoloca o agir humano, com um excesso de possibilidades, em que há um exercício de livre-arbítrio ilimitado perante uma existência finita. É importante reavaliar a forma como convivemos nas redes digitais, trazendo à tona todo um universo que é também passível de crimes, violências e todos os tipos de disfunções da sociedade.

A violência é um conceito complexo e atemporal, que remete à produção de danos ao outro, com atos que ferem a liberdade e a vontade alheia. Quando ela acontece no ambiente on-line, suas características específicas de temporalidade aumentam seu potencial destrutivo. São exemplos o *cyberbullying*, que é a prática intensificada do *bullying*, resultando em uma violência capaz de transpor os limites geográficos e ferir profundamente a identidade da vítima e em questão de segundos; o cyberbullicídio, muitas vezes, decorrente do *cyberbullying*, com pressões que neutralizam a identidade do outro, provocando o desejo de dar fim à vida, e que podem levar ao suicídio; os *trolls*, aqueles que buscam através do discurso on-line desestabilizar e desqualificar um interlocutor de modo a atingir sua reputação, entre outros.

Nem sempre explícita, a violência on-line pode ser caracterizada, também, em seu aspecto velado, cotidiano e corrosivo, provocando intenso desgaste emocional. São exemplos a ruptura dos limites entre público e privado, como o excesso de mensagens de texto e voz via aplicativos de comunicação que enviam notificações de recebimento de forma automática; em geral, essa forma de comunicação pode provocar a sensação de urgência e imediatismo, podendo promover sintomas ou estabelecer, sutilmente, quadros crônicos de ansiedade e/ou vício/dependência tecnológicos; a consolidação de bolhas de valores impenetráveis, que pode intensificar o preconceito e o ódio entre as diferenças. Ainda são exemplos de violências veladas a confusão entre necessidades reais ou induzidas por uma lógica de mercado, e a manipulação externa de desejos com a perda da liberdade e da criatividade diante do aprisionamento ao consumismo[11].

A internet se configura, portanto, como uma rede de múltipla interação, simultânea, que traz à vida humana novas dimensões de expressividade. Nessa perspectiva, é cada vez mais urgente a reflexão sobre a entrada das redes digitais na vida das pessoas, promovendo e estimulando espaços de diálogo, formação e conscientização sobre seus diversos usos, recursos e mundos nascidos na web, visando a uma evolução que possa estar pautada nos direitos humanos. Fechar os olhos para suas influências na vida significa rejeitar a possibilidade de conscientização de seus riscos e potenciais, diretamente implicados nas diversas experiências humanas advindas da era tecnológica.

TRANSFORMAÇÃO PSICOLÓGICA E SOCIAL DO HUMANO

> O fenômeno e as problemáticas da comunicação on-line solicitam uma aproximação e uma disponível curiosidade, uma atitude consciente de humildade. Solicitam que esse discurso seja falado por quem tem habitado a internet (quem se relaciona, quem se emociona), ainda que com certo desconforto e com dificuldade. E por quem apreendeu que com a internet nada é como antes, a começar pelas certezas, perdidas, às quais, enquanto psicólogos, estamos habituados.[12]

Estamos cada vez mais imersos na vida digital; vivenciamos os dispositivos praticamente como uma extensão do corpo. Até então, a humanidade reconhecia seu a potencial para transformação de elementos naturais em materiais para uso, simplesmente como produtores de instrumentos. Porém, uma das especificidades da era tecnológica é que esses materiais estão cada vez mais deixando de ser objetos e se tornando formas de interação. Além disso, as imersões cada vez mais profundas na vida plugada trazem novas configurações à mente humana[8]: mudanças cognitivas, como alterações na memória, na atenção e no aprendizado.

Em linhas gerais, as diferentes gerações interagem de modo diverso com a vida on-line, o que promove diferenças na forma de apreensão das informações. A mente analógica, tradicional, acontece de modo sequencial, como a escrita e a leitura de textos físicos por meio de passos sucessivos, com a regulação constante das operações de reflexão e compreensão. O aprendizado acontece através de uma elaboração contínua, linear, de modo passivo e receptivo, através de um processo individual e mais lento. Na mente digital, por sua vez, o modo de apreensão acontece através de uma percepção simultânea de elementos, como um retrato das janelas da web, e estimulam a capacidade de elaborar concomitantemente informações, sem, entretanto, haver uma ordem hierárquica. Sua marca principal é a velocidade, com a capacidade de elaborações paralelas e apreensão por meio de modalidades de multitarefas. Outro diferencial é o modo interativo, diferentemente do passivo da mente analógica. A mente digital apreende através de processos externos e vive a gratificação da aprendizagem por meio de um trabalho de interconexão com outras pessoas[8].

Os nativos digitais constituem uma geração que já nasceu com a influência de múltiplos dispositivos e os usam simultaneamente. Eles apresentam notáveis capacidades visuoespaciais e de elaboração visual, por meio de uma aprendizagem essencialmente perceptiva, e utilizam simultaneamente mais de um canal sensorial. Porém, o uso constante das tecnologias pode alterar a capacidade de atenção e as competências de simbolização e elaboração do fantasiar. A aprendizagem linear, como toda a constituição do conhecimento, deixa lugar para a aprendizagem interativa. Compartilhamento e criação de ideias e competências em conjunto são as bases do novo modelo de aproximações ao saber – as crianças aprendem pesquisando e explorando um vastíssimo número de estímulos e conteúdos interligados entre eles[8].

Nasce, com a revolução digital, uma nova geração de pessoas, interconectada por dispositivos on-line, de brinquedos ligados na rede a jogos, vídeos e acessórios de uso (*wearable*), interagindo com robôs, que nem sempre possuem uma presença física, muitas vezes aptos a decidir, orientar e informar. As múltiplas interações on-line modificam o modo de se informar e, consequentemente, de se comunicar. As mudanças nos modelos de comunicação contribuem amplamente para que aconteçam transformações sociais. O que temos assistido cotidianamente em nossas vidas é a um processo gradativo de desmaterialização das estruturas centrais, conduzida pelo processo de digitalização da vida. As redes tecnológicas estão cada vez mais aptas a modificar as experiências, não apenas dos relacionamentos, mas também do consumo de bens e serviços, promovendo o deslocamento em direção a uma reorganização horizontalizada. A internet possibilita a decomposição e a recomposição de diversos elementos, indiferentes à sua localização geográfica, seus status político, econômico, social ou moral – seja a leitura de um jornal, o acesso a redes sociais, arquivos digitais, museus virtuais, até a procura por consultas e tratamentos de saúde on-line[6,8].

A internet viabiliza de modo extremamente eficaz a informação e o compartilhamento de comunicação, virtualizando os mais diferentes espaços do acontecer da vida. Por enquanto, a dimensão on-line em si, mesmo sendo capaz de informar e decidir pelo humano, ainda não consegue responder às perguntas sobre o sentido de si e do mundo. É, ainda, uma possibilidade humana nos tornarmos bons cidadãos digitais. Assim como um dia evoluímos para a escrita, e da escrita para a impressão, é possível participar com eficiência das comunidades virtuais. Contudo, o uso consciente das mídias digitais não é automático[6].

A cultura digital já está imersa na vida da maioria das pessoas, mas as competências digitais não foram desenvolvidas. É relevante saber como utilizar os instrumentos on-line sem se deixar inundar por um excesso de informações. Aqueles que compreendem os aspectos fundamentais da participação digital, seus aspectos de colaboração on-line, o controle da credibilidade da informação e o exercício consciente da comunicação em rede, estarão aptos a exercitar um melhor controle sobre seu próprio destino em relação àqueles que não possuem esse conhecimento ou os vivenciam de forma acrítica e passiva[6].

OFERTA DE SERVIÇOS DE SAÚDE MEDIADOS PELAS TECNOLOGIAS

Diante das reflexões conduzidas até o momento, as novas tecnologias digitais parecem promover uma mudança nas estruturas do indivíduo e da sociedade. Nesse sentido, cabe aos profissionais da saúde se colocarem em uma perspectiva não naturalizada do fenômeno on-line. Primeiramente, parece interessante um percurso de desvinculação do uso pessoal de tais ferramentas, suspendendo momentaneamente todas as esferas pessoais já imersas na vida plugada, a fim de apreender o sentido do uso tecnológico no cuidado à saúde mental. A internet inunda a vida concreta, e já não há mais limites entre on-line e off-line. O profissional da saúde mental pode exercitar a compreensão de sua identidade digital ao olhar para si mesmo e para a forma como tem sido afetado pelas inserções digitais, questionando-se e refletindo sobre as próprias mudanças, em suas percepções, em seus relacionamentos e em suas formas de consumo e convívio real e virtual.

O que as áreas que tratam da subjetividade humana têm a oferecer para a internet? O que o fenômeno on-line tem para oferecer à psique? Seriam as intervenções mediadas pela web somente uma forma de acesso ao público que busca por serviços on-line? Sabemos que no campo das terapias on-line há uma gama de ofertas de serviços impossível de delinear e esgotar. Desde o uso das ferramentas digitais como forma de acesso ao outro – como videochamadas, mensagens de texto ou voz, e-mail, fóruns de discussão, blogs, sites preventivos – até programas conduzidos por softwares sem condução humana, que buscam oferecer informações e autoconhecimento. Outros desenvolvem estratégias mistas, com mecanismos computacionais e humanos integrados aos tratamentos[13]. O campo digital oferece ao menos três novos cenários ou horizontes para as práticas de saúde mental: como instrumento para a veiculação e acesso às informações, visando à difusão sobre intervenções, psicopatologias, tratamento e prevenção; ferramentas de interação, em busca de novas modalidades de estabelecimento de vínculo e de processos com as pessoas que necessitam de suporte emocional; por fim, uma nova dimensão, propícia para semear inovações e imersões às diversas faces e constituições do humano[6,8].

Os recursos digitais podem servir como modalidades de intervenção, tratamento e prevenção em saúde mental, contribuindo para a diminuição do sofrimento psicológico. Entretanto, esse uso deve ser diferenciado do uso pessoal que o profissional faz da internet. Se a tecnologia avançou antes de termos competências pessoais para utilizá-la, seus efeitos no campo da saúde mental, se não forem estudados e avaliados, podem repercutir em prejuízos para o tratamento. O cuidado ético deve iniciar-se na escolha e pertinência da modalidade, bem como na capacitação profissional devida para tal uso. Além disso, existem situações específicas do atendimento on-line que devem ser conhecidas, em especial os riscos e potenciais do *setting* modificado. Um dos fatores principais envolve a liberdade e autonomia do paciente em escolher onde e de que forma irá preparar seu local para o atendimento – e, se ele não faz essa escolha de forma atenta, pode repercutir em prejuízos diretos para a pessoa. Portanto, a avaliação das necessidades e preferências da pessoa, bem como das possibilidades reais de a consulta on-line acontecer de forma adequada, devem ser primeiramente conversadas e acordadas entre os envolvidos. É preciso sempre considerar a vulnerabilidade psicológica da pessoa, sua realidade e suas condições específicas, com a entrada do profissional no âmbito privado de sua vida, o que requer cuidado e proteção com respaldo ético específico[14,15].

O avanço da internet surge com fins de desenvolvimento de tecnologias para a comunicação e a informação. Entretanto, se esses processos envolvem a mente e a linguagem, podem influenciar também as formas de comunicar e expressar o sofrimento e a doença, transformando, portanto, os modos de tratamento e acessibilidade aos serviços e às modalidades[6,8]. Nesse sentido, devemos considerar a entrada das tecnologias nos serviços de saúde a partir de uma concepção macro e estratégica, especialmente em ações de saúde pública.

Países como a Austrália, que tiveram normativas governamentais para a regulamentação da saúde on-line, apresentam melhor qualificação profissional e preparo tecnológico para o desenvolvimento de intervenções híbridas. Porém, a maioria dos países[16] não possui uma regulamentação governamental que autorize, integre e invista em tais modalidades. São disponibilizadas iniciativas privadas diretamente aos usuários via plataformas ou aplicativos digitais gratuitos, os quais, em geral, atendem a interesses específicos de publicidade e uso de dados. Isso coloca em risco os requisitos legais da prática, como privacidade, confidencialidade e segurança dos dados em saúde.

Entender o campo digital no cuidado à saúde mental é mais do que saber utilizar um aplicativo ou plataforma de interação simultânea. Como profissionais da saúde, é importante conhecer a posição que o on-line ocupa na vida, na educação, na ciência e na cultura. As faces que as tecnologias digitais nos colocam implicam a necessidade de refletirmos sobre os direitos humanos, as mudanças individuais e sociais, as práticas governamentais e éticas, tanto na dimensão dos indivíduos e das subjetividades quanto nas intersubjetividades e nas coletividades.

REFERÊNCIAS BIBLIOGRÁFICAS

1. Pellecchia U, Crestani R, Decroo T, Van den Bergh R, Al-Kourdi Y. Social Consequences of Ebola Containment Measures in Liberia. PLoS ONE. 2015;10(12):e0143036.
2. Rooks SK, Webster RK, Smith LE, Woodland L, Wessely S, Greenberg N, et al. The psychological impact of quarantine and how to reduce it: rapid review of the evidence. Lancet. 2020; 395(10227):912-20.
3. Schuchmann AZ, Schnorrenberger BL, Chiquetti ME, Gaiki RS, Raimann BW, Maeyama MA. Isolamento social vertical X Isolamento social horizontal: os dilemas sanitários e sociais no enfrentamento da pandemia de COVID-19/Vertical social isolation X Horizontal social isolation: health and social dilemas in copping with the COVID-19 pandemic. BJHR. 2020;3(2):3556-76.
4. Ayittey FK, Ayittey MK, Chiwero NB, Kamasah JS, Dzuvor C. Economic impacts of Wuhan 2019-nCoV on China and the world. J Med Virol. 2020;92(5):473-5.
5. Cetron M, Landwirth J. Public health and ethical considerations in planning for quarantine. Yale J Biol Med. 2005;78(5):329-34.
6. Rheingold H, Garassini S. Perché la rete ci rende intelligenti. Milão: Raffaello Cortina; 2013.
7. Barwinski L. A World Wide Web completa 20 anos, conheça como ela surgiu. [internet]. Tecmundo, 20 de março de 2009. [acesso em 10 de outubro de 2019]. Disponível em https://m.tecmundo.com.br/historia/1778-a-world-wide-web-completa-20-anos-conheca-como-ela-surgiu.htm
8. Barbato S, Natale L. Finestre sul futuro – fondamenti di Psicologia Digitale. Psiche e dintorni. Roma: Alpes Italia; 2017.
9. A UNESCO reafirma a necessidade da Universalidade da Internet em meio a crescentes ameaças. [internet]. UNESCO, 17 de julho de 2020. [acesso em 18 de dezembro de 2020]. Disponível em https://pt.unesco.org/news/unesco-reafirma-necessidade-da-universalidade-da-internet-em-meio-crescentes-ameacas
10. UNESCO advocates Internet Universality Indicators for advancing human rights at Righscon 2020. [internet]. UNESCO, 6 de agosto de 2020. [acesso em 18 de dezembro de 2020]. Disponível em https://en.unesco.org/news/unesco-advocates-internet-universality-indicators-advancing-human-rights-rightscon-2020
11. Silva NHLP. Virtualidade, violência online e corpo: uma compreensão fenomenológica. Internet & Sociedade. 2020;1(1):311-30.
12. Merciai SA. Psicoterapia on-line: un vestito su misura. In: Cantelmi T, Putti S, Talli M, organizadores. @Psychotherapy. Roma: Edizioni Universitárie Romane; 2001.
13. Berger T. The therapeutic alliance in Internet interventions: A narrative review and suggestions for future research. Psychother Res. 2017;27(5):511-24.
14. Silva NHLP, Ottolia R, Marques L, Antúnez AEA. Uso de tecnologias digitais na saúde mental durante a COVID-19. No prelo.
15. Souza VB, Silva NHLP, Monteiro MF. Psicoterapia on-line: manual para a prática clínica [Internet]. 1ª ed. Curitiba: e-book kindle.; Disponível em: https://www.amazon.com.br/dp/B08HQZJH27/ref=reader_auth_dp
16. Ohannessian R, Duong TA, Odone A. Global telemedicine implementation and integration within health systems to fight the COVID-19 pandemic: a call to action. JMIR Public Health Surveill. 2020;6(2):e18810.

2

Desafios e especificidades das consultas on-line*

Nara Helena Lopes Pereira da Silva

Este capítulo é resultado de um percurso iniciado em agosto de 2018, durante as primeiras etapas de execução de um projeto de pós-doutorado intitulado "Psicoterapia mediada pelas tecnologias de informação e comunicação - um estudo longitudinal", desenvolvido pela autora e com supervisão do professor doutor Andrés Eduardo Aguirre Antúnez, do Departamento de Psicologia Clínica do Instituto de Psicologia da Universidade de São Paulo (IPUSP). Atingiu seu amadurecimento simultaneamente ao aparecimento da pandemia de covid-19, quando os atendimentos on-line passaram a ser, em geral, a única forma para a continuidade dos serviços psicológicos, que até então ocorriam em consultórios físicos.

A partir de uma perspectiva filosófica e fenomenológica, o projeto foi aprovado no IPUSP com financiamento da Fapesp[1], tendo como objetivo compreender a mediação das tecnologias nos processos de psicoterapia, através de sessões exclusivamente on-line ou de sessões mistas (com sessões intercaladas em consultório físico e sessões via web), ambas com o uso de mensagens assíncronas. Foi desenhada como uma pesquisa qualitativa, interventiva e longitudinal, com aplicação de diferentes instrumentos, a fim de compreender as nuances da terapia mediada pela internet: diário de campo da pesquisadora, análise dos registros de sessões em prontuário escritos pelos psicólogos, avaliação clínica de desenhos livres e do HTP e registros dos relatos dos profissionais e das pessoas atendidas sobre suas impressões logo após o término de cada sessão. Foram acompanhados seis processos psicoterapêuticos (três mistos e três

* Capítulo desenvolvido a partir do projeto de pós-doutorado "Psicoterapia mediada pelas tecnologias da informação e comunicação — um estudo longitudinal", com financiamento da Fapesp. Processo 2018/11351-2. Supervisionado pelo Prof. Andrés Eduardo Aguirre Antúnez do Instituto de Psicologia da Universidade de São Paulo (IPUSP).

exclusivos on-line) por três psicólogos atuantes em diferentes abordagens teóricas, com sessões semanais, de duração de 1 hora no período de 6 meses a 12 meses.

Logo nos meses iniciais, reflexões sobre a prática impulsionavam a insistente atitude questionadora, típica da impostação fenomenológica, de que não se tratava apenas de ligar a tela de um computador para iniciar um atendimento psicológico tradicional. Porém, transitar, cotidianamente, entre as diversas intervenções em saúde mental via tecnologias digitais é um desafio para aqueles que não estão familiarizados com o ambiente on-line. Sem contar que as terminologias na área não são uníssonas, o que dificulta ainda mais o estudo, a compreensão e a aplicabilidade de tais avanços[2]. Como complementar, o Conselho Federal de Psicologia, por exemplo, ainda que considerasse entre suas pautas a mediação das tecnologias de informação e comunicação nos serviços psicológicos desde 2000, em especial, a normatização da pesquisa no contexto da psicoterapia, só regulamentou a prática psicoterapêutica on-line em novembro de 2018.

Todo esse cenário resultou, durante os meses iniciais da pesquisa, na criação de um grupo de estudos*, que se reuniu semanalmente durante seis meses, visando à construção de um ambiente de pesquisa on-line e, também, de orientações para os atendimentos fundamentadas em experiências estrangeiras. Embora existam protocolos internacionais sobre boas práticas de atendimentos clínicos mediados pela web, no Brasil pouco se desenvolveu nas áreas acadêmica e profissional. Dessa forma, seguir as orientações dos protocolos, num primeiro momento, pode parecer desnecessário, sobretudo em locais onde as categorias profissionais das áreas da saúde não estabeleceram normativas e não há um corpo científico estruturado que embase tal prática. Porém, a mudança do ambiente físico de atendimento para o on-line ou, ainda, a inserção das tecnologias digitais nos serviços de saúde mental exigem procedimentos e condutas específicas, que, se não atendidas, repercutem não apenas na qualidade dos atendimentos e no estabelecimento de um vínculo de confiança entre o profissional e a pessoa que busca os cuidados, mas também em falhas éticas.

O objetivo deste capítulo é apresentar o resultado do levantamento feito para a pesquisa de pós-doutorado, referente às melhores práticas para intervenções em saúde mental mediadas pela internet e que foram aperfeiçoadas

*Nota de agradecimento aos participantes do grupo: Thiago Marques: psicólogo, mestre pelo Instituto de Psicologia da Universidade de São Paulo (IPUSP) e pesquisador colaborador. Juliana Puglia: psicóloga formada pelo IPUSP e pesquisadora colaboradora. Luísa Gianoni Marques: graduanda em psicologia pelo IPUSP e pesquisadora nível iniciação científica. Rafael Fontan Ottolia: graduando em psicologia pelo IPUSP e pesquisador nível iniciação científica.

com a chegada da pandemia. Tais informações são imprescindíveis, seja para o desenvolvimento de pesquisas na área, seja para quem pretende iniciar as consultas terapêuticas on-line.

DA PESQUISA À PANDEMIA – A CONSOLIDAÇÃO DOS QUATRO DOMÍNIOS PARA AS CONSULTAS ON-LINE

Foram nos meses iniciais do projeto de pós-doutorado que identificamos a necessidade de um levantamento de guias e diretrizes que orientassem os atendimentos on-line. Era fevereiro de 2019, e o uso das tecnologias era uma realidade muito distante de uma total inserção na prática terapêutica. Desse estudo inicial foi constatada, também, a inexistência nos meios acadêmicos de ambientes preparados para pesquisas que envolvessem o universo on-line. Além disso, o uso das tecnologias nas consultas on-line era visto como secundário ao processo terapêutico, e muitos terapeutas manifestavam falta de interesse e desconhecimento sobre a prática, embora as utilizassem para contatos assíncronos com as pessoas atendidas[3].

Em termos internacionais, os estudos da área são em sua maioria da abordagem cognitivo-comportamental, e os poucos estudos científicos desenvolvidos não fazem referência explícita aos requisitos necessários à estruturação do ambiente de pesquisa on-line, especificamente. Em geral, essas orientações são encontradas em guias de categorias profissionais ou sociedades organizadas que visam à prática, e não estão incluídas como etapas importantes para o desenvolvimento dos estudos.

Segundo dados do projeto, ainda em análise[1], o cuidado na consolidação do ambiente foi uma etapa determinante para a qualidade dos atendimentos realizados na pesquisa. Foram relatadas pelos participantes a remissão ou redução das queixas iniciais, após pelo menos seis meses de tratamento, percepção positiva quanto à inserção das tecnologias no processo e desejo de continuidade na modalidade on-line de todos os envolvidos. Enfatiza-se que as pessoas que seguiram em atendimento misto referiram preconceitos e barreiras iniciais sobre o uso das tecnologias, as quais foram modificadas durante o processo, havendo, ao final, preferência da maioria dos participantes pelo uso das tecnologias durante as sessões, maior conforto e possibilidade de abrir-se ao terapeuta no espaço conhecido e escolhido por eles.

Para que estudos envolvendo a internet ou mesmo a prática das consultas on-line se iniciem, existem guias e linhas de orientação internacionais. Foram sistematizados estudos e publicações, como American Psychological Association (APA)[4], International Society for Mental Health Online (ISMHO)[5] e Consiglio Nazionale Ordine Psicologi (CNOP)[6]. Após a análise de tais guias e orientações, foram delineados quatro domínios essenciais para o uso das tecnologias nas consultas on-line[4-11]. Cabe ressaltar que esses domínios foram consolidados nesse formato a partir dos resultados preliminares da pesquisa conduzida pela autora em conjunto com o supervisor do estudo[1].

DOMÍNIO ÉTICO

Tanto as normativas de Psicologia quanto as de Psiquiatria e Telemedicina referem sobre a importância da reafirmação dos aspectos éticos que fundamentam a prática profissional de cada categoria no ambiente on-line. Como exemplo, o Código de Ética Profissional do Psicólogo (CEPP) refere sobre a escolha de ambientes adequados para os atendimentos, respeitando especialmente a privacidade e o sigilo. Entretanto, quando se fala sobre o uso de tecnologias digitais, sabemos que uma das caraterísticas do ambiente on-line é o esmaecimento do privado x público, o que intensifica a necessidade de cuidados com os ambientes físicos, tanto do terapeuta quanto da pessoa atendida. Além disso, o ambiente on-line não é totalmente seguro, e a segurança dos dados representa, ainda, um grande desafio para estudiosos e profissionais[9]. Portanto, as premissas éticas precisam ser garantidas o mais amplamente possível dentro do contexto do ambiente on-line.

Além de reafirmar os aspectos éticos do campo profissional, é importante avaliar o alcance permitido por cada categoria profissional para a oferta dos serviços mediados pela tecnologia. Um exemplo disso são as especificidades que o Conselho Federal de Psicologia traz sobre os atendimentos em contexto de emergência e crise. No Brasil, tal prática é proibida em ambiente on-line (exceto durante a pandemia, com a Portaria 04/2020), diferentemente de outros países que já estabelecem a possibilidade de intervenções em tais contextos, especificando os cuidados que os profissionais devem ter nessas situações. Devem, portanto, ser verificadas quais são as modalidades de atendimento reconhecidas pela profissão, como, por exemplo, se permitem o desenvolvimento e o uso de aplicativos, de terapias autoguiadas ou mesmo de recursos como inteligência artificial, programas computadorizados de interpretação de expressões etc.

Tão importante quanto o conhecimento e a aplicabilidade das regulamentações profissionais, cada país dispõe de legislações específicas sobre os direitos e deveres dos usuários da internet. No Brasil, em 2018 foi sancionada a Lei Geral de Proteção dos Dados (LGPD), em que há informações sobre o tratamento de dados sensíveis, referente aos dados pessoais e ao tratamento de informações de caráter pessoal, como dados que informam sobre raça, etnia, opiniões políticas e convicções religiosas ou filosóficas, dados relacionados à saúde. Cada país ou região dispõe de suas próprias regulamentações, como o

Health Insurance Portability and Accountability Act (HIPAA), legislação norte-americana que regulamenta as características dos dispositivos digitais para atendimento na área da saúde.

A formação e a capacitação do profissional para o exercício de atividades no ambiente on-line também é uma exigência da maioria dos guias[4-6]. Dentre eles destacam-se o conhecimento e domínio das ferramentas que serão disponibilizadas para a pessoa, conhecimento dos seus aspectos tecnológicos e dos riscos e benefícios terapêuticos para cada tratamento. É recomendada, também, a avaliação dos melhores meios de oferta, como mensagens de texto, videochamadas e terapias autoguiadas. Como essa é uma área em contínua evolução, os profissionais devem se manter informados sobre mudanças e desenvolvimentos no campo das tecnologias e dos aplicativos utilizados. Um exemplo prático refere-se à escolha de plataformas ou aplicativos para atendimentos síncronos, que deve ser feita a partir do estudo de suas características de segurança (criptografia ponto a ponto, duplo fator de autenticação para acesso) e de políticas de uso que preservem a privacidade das pessoas (os dados serão utilizados para publicidade? Há uso de algoritmos para análise de perfil pessoal?). Em geral, aplicativos não específicos para atendimentos na área da saúde possuem autonomia para alterar seus termos de uso e atualizar versões, o que significa que o profissional deve esporadicamente reavaliar suas escolhas e verificar atualizações que possam comprometer os aspectos éticos das consultas on-line. Dessa forma, é recomendado o uso de plataformas específicas para a área da saúde ou o desenvolvimento destas para o profissional, atendendo às exigências legais dos atendimentos ou, então, à avaliação periódica de especialistas na área[11].

Por fim, todas essas informações devem ser repassadas e conversadas com a pessoa que fará o tratamento. A comunicação das condições éticas e tecnológicas deve ser clara e acessível ao público. A pessoa deve ter condições de opinar e escolher sobre seu tratamento, seguindo as regulamentações e orientações locais e profissionais. Em geral, os guias recomendam, ainda, que seja feito um termo de ciência em conjunto com a pessoa, de modo que ela saiba sobre as especificidades das consultas on-line.

O termo de consentimento[4,7,8] deve envolver todas as partes e atestar a ciência e as características do serviço, como modalidade de atendimento, se será síncrono ou assíncrono, autoguiada, face a face e mista etc. Além disso, deve especificar como os dados da pessoa serão armazenados, quais medidas de segurança são adotadas, os potenciais riscos e benefícios dos tratamentos e quais alternativas são oferecidas no caso de desconforto com as tecnologias. No termo, é importante conter dados de localização física do profissional, registro profissional, dados da pessoa que será atendida e contato de pessoas localizadas geograficamente próximas, para contato em caso de eventual emergência.

DOMÍNIO TECNOLÓGICO

As áreas de domínio recomendadas aos terapeutas para as consultas on-line são interdependentes – o domínio ético, por exemplo, que recai sobre seus compromissos éticos de ter o embasamento teórico sobre os tecnológicos e vice-versa. Os motivos da escolha dos recursos tecnológicos que serão utilizados para os tratamentos relacionam-se com os compromissos éticos que o profissional deve considerar. Dessa forma, é preciso considerar alguns cuidados específicos referentes à escolha das ferramentas digitais.

Primeiramente, a capacidade de banda larga adequada para o serviço oferecido é relevante para garantir a qualidade dos atendimentos. Recomenda-se, quando possível, o uso de dois provedores para o caso de oscilação ou perda da conexão. Da parte do paciente, é importante avaliar se a pessoa dispõe dos recursos tecnológicos adequados para o atendimento, desde conexão que suporte chamada de vídeo, imagem e som ou outros recursos necessários para o tratamento. Além disso, o profissional precisa avaliar a habilidade da pessoa no uso das tecnologias, fazendo as devidas orientações quando preciso.

Além do cuidado na escolha das ferramentas digitais para o tratamento, da orientação e da avaliação tecnológica da pessoa a ser atendida, é imprescindível considerar os aspectos de segurança digital. Em geral, recomenda-se que os serviços sejam oferecidos em plataformas ou aplicativos que atendam aos aspectos de segurança e confidencialidade requeridas pelos serviços[4,10]. Dessa forma, uma leitura atenta dos termos e das condições dos aplicativos escolhidos pode informar a respeito da veiculação e tratamento dos dados que são coletados. Cabe ao profissional zelar e se responsabilizar pelo armazenamento das informações e dispor de ambientes seguros para o registro das informações da pessoa, bem como as formas possíveis de destruição destas em caso de perda da segurança ou de solicitação por parte da pessoa atendida. A fim de evitar roubo de dados, os dispositivos devem ser recentes e se manter atualizados a antivírus. Senhas pessoais e intransferíveis e a comunicação por criptografia de ponto a ponto dificultam a intermediação das informações por outros. Ter esses conhecimentos, além de promover uma prática mais ética e responsável, favorece a transmissão de orientações à pessoa atendida, garantindo assim que as precauções referentes à segurança on-line sejam atendidas por todas as partes envolvidas[10,11].

Além dos aspectos técnicos de segurança, é importante que a escolha da modalidade de serviço a ser oferecida tenha respaldo teórico que comprove a eficácia do tratamento e oriente sobre possíveis riscos ao tratamento e os recursos digitais que seriam os mais recomendados. Isso significa que a entrada de tecnologias digitais nos tratamentos de saúde necessita da integração entre diferentes áreas de conhecimento. Quando falamos sobre as consultas on-line, estas podem acontecer em diferentes modalidades: podem ser ao vivo, síncronas, como as videochamadas ou os jogos virtuais. Podem, ainda, ter um tempo entre demanda e resposta, ser assíncronas, como e-mail, mensagens de texto ou voz, fóruns de prevenção e orientação. Suas características podem mudar, dependendo do foco, do número de participantes e do alcance populacional da intervenção. É possível realizar consultas em grupo, com grupos pequenos, que tendem a preservar mais a individualidade do participante, mas também com grupos maiores, cujo objetivo deve ser permeado, por exemplo, pelo senso de pertencimento ao grupo com intervenções que visem à autorreflexão. Os fóruns de orientação e prevenção podem ter ou não a mediação de um profissional, assim como as terapias guiadas por programas de computador. São crescentes as possibilidades e os recursos que a tecnologia oferece para a área da saúde, e cada vez mais a integração entre áreas é essencial para que sejam atendidos tanto os aspectos referentes às demandas de saúde quanto aqueles das especificidades do contexto on-line[11].

O domínio tecnológico[4-7,10] por parte do profissional é essencial também para o paciente, pois as especificidades dos tratamentos devem ser conversadas, explicadas e combinadas previamente, tendo sempre em consideração o respaldo científico e as alternativas de tratamento quando os incômodos forem maiores do que os benefícios dos recursos on-line.

DOMÍNIO CLÍNICO

A escolha por utilizar a mediação das tecnologias digitais em consultas terapêuticas envolve o reconhecimento pleno dos aspectos éticos, no que se refere tanto à categoria profissional quanto às regulamentações sobre o uso da internet. Tais fatores estão diretamente relacionados ao domínio tecnológico, uma vez que o profissional deve conhecer as especificidades dos dispositivos e a sua relação com os objetivos de tratamento que ele pretende alcançar. Mais do que regras de protocolo nas consultas on-line, a adequação e o treino profissional representam um modo de ser e de se relacionar com o ambiente on-line.

A postura do terapeuta diante da vida digital é um fator que pode auxiliar ou prejudicar a evolução do tratamento, aspecto fundamental a ser considerado no investimento de um consultório on-line. A pergunta disparadora deve ser: como eu me relaciono com as tecnologias na minha vida? Desde as sutilezas da consulta, como saber como e por que orientar ao paciente e a estar ciente da própria ação de desativar notificações de alertas durante as consultas, até a atenção com o ambiente onde o profissional se encontra e, também, a observação e a avaliação do local onde a pessoa está, ou mesmo a garantia do sigilo e da privacidade e a recomendação de não interrupção por terceiros – detalhes que podem interferir na formação de vínculo, na confiança e credibilidade do tratamento.

Nesse sentido, embora as tecnologias estejam amplamente presentes na vida pessoal do profissional, é fundamental haver uma consolidação da sua identidade digital, tentando preservar e diferenciar o uso que faz da internet em sua vida de modo geral e seu uso profissional. Cabe ao profissional refletir sobre suas motivações antes de investir em tecnologias nos tratamentos, avaliando suas expectativas e impressões, inclusive, sobre a inserção do digital na vida e as repercussões que isso promove, visando a uma compreensão ampliada de saúde mental.

Nessa mesma linha, além de avaliar suas próprias concepções sobre a dimensão on-line na vida, é interessante que essa avaliação seja feita em conjunto com o paciente, procurando compreender como ele utiliza as tecnologias no cotidiano, seus hábitos e suas motivações para a escolha das consultas on-line. Ao ter ciência sobre suas crenças quanto à vida digital e suas motivações profissionais para a oferta de serviços mediados pelas tecnologias, e motivações e concepções da pessoa que busca o tratamento, o *setting* passa a ser compartilhado por ambos. É importante o profissional estar atento para o *setting* ampliado, que significa desenvolver no paciente a corresponsabilidade pelo seu próprio ambiente, de modo a atingirem a situação fisicamente ideal para a criação de um espaço terapêutico seguro, de confiança e em ambiente privado[6,7,10].

O conforto acústico com fones de ouvido, as fontes de iluminação, a redução de ruídos externos, a nitidez da imagem, o que o terapeuta escolhe mostrar como fundo de tela auxiliam não apenas nos aspectos éticos e tecnológicos, mas especialmente na qualidade da relação terapêutica, que proporcionará o estabelecimento de um melhor vínculo e adesão da pessoa[1]. Da mesma forma, esses aspectos compõem o rol de leituras possíveis da situação interna vivenciada pela pessoa que está em tratamento, podendo oferecer indícios relevantes do seu momento atual. A mudança dos espaços físicos, dos locais em que a pessoa fica durante o atendimento, quando observadas e analisadas pelo terapeuta, pode indicar situações emergenciais ou piora dos sintomas. Mudanças inesperadas e repentinas entre uma sessão e outra podem sinalizar pontos de atenção, como uma sessão que se inicia em um ambiente com menos iluminação do que o habitual: poderia ser um indício de intensificação de um quadro depressivo? Em linhas gerais, mudanças subjetivas interferem no uso do espaço físico, e essa informação é um diferencial das consultas on-line, pois traz ao paciente a possibilidade de se expressar por meio da escolha própria quanto aos seus ambientes.

Por fim, o domínio clínico das consultas on-line envolve uma avaliação criteriosa sobre os riscos que o ambiente pode oferecer à pessoa, considerando, ainda, suas características de personalidade. Os riscos devem ser avaliados em cada consulta e não somente nas sessões iniciais. Estes podem ser riscos na dimensão psicológica, decorrentes da própria situação de atendimento mediado pelas tecnologias, como intensificação de quadros de anonimato perante a vida, reafirmação de possível dependência tecnológica, isolamento decorrente de fobias sociais ou quadros depressivos. Os riscos, também, podem ser físicos, como a presença de armas em casa em situações de ideação suicida, o monitoramento dos acessos on-line por agressores, em contextos de violência doméstica. Deve-se considerar que o ambiente on-line tem, enquanto especificidade, a falta de controle sobre os comportamentos, ações e atitudes das pessoas, o que exige uma triagem detalhada, o que ainda assim não traz a garantia de todos os aspectos de segurança, seja tecnológica, ambiental ou psicológica da pessoa[10-12]. Dessa forma, a avaliação do histórico de saúde mental deve dar destaque à identificação de risco elevado ou iminente (como surtos, ideações suicidas, violências ou agressões), entre outros, considerando as formas como a pessoa enfrenta situações de crise e os riscos potenciais, para si mesma ou para as pessoas próximas.

Outro diferencial das consultas on-line é a verificação do nível de informações necessárias para compor um plano objetivo de cuidado terapêutico. Em virtude da não presença física do profissional, esses níveis podem variar de acordo com a avaliação diagnóstica da queixa e do quadro psicopatológico, sendo recomendada para todas as situações a identificação de pessoas e de recursos de saúde que estejam geograficamente localizados no local onde a pessoa está. A necessidade de perda da confidencialidade do atendimento deve ser combinada com antecedência, e a informação sobre dados para o contato de pessoas de confiança e próximas ao paciente deve estar mapeada logo na sessão inicial, em local de fácil acesso ao profissional em todas as consultas. Recomenda-se localizar os recursos de saúde regional da pessoa, se utiliza convênio, telefone para socorro imediato, a pessoa mais indicada para recorrer em caso de imprevistos, hospital mais próximo, bem como qual a melhor forma de transporte até o local de socorro.

Identificadas situações de maior risco, sugere-se que um plano emergencial seja elaborado em conjunto com o paciente, com sua participação ativa na indicação desses recursos de apoio, bem como a ciência da pessoa que irá auxiliar sobre um eventual contato do terapeuta. Essas questões não são cotidianas da prática terapêutica em consultório físico, pois em geral, em caso de emergência, há a presença concreta do profissional para auxiliar em situações imprevisíveis. Normalmente, quando tais necessidades são colocadas para as consultas on-line, provocam discussões sobre a melhor conduta, a quebra de sigilo, o respeito ao desejo da pessoa de não compartilhar tais informações com pessoas próximas. Outra possibilidade é o profissional recorrer a profissionais de outras áreas que possam oferecer suporte, como equipes locais de saúde ou clínicos gerais de confiança, e dispor de uma equipe própria de suporte emergencial, que possa ser ativada quando identificado risco e que ativamente acione os recursos de socorro enquanto o terapeuta conduz remotamente o ocorrido.

São diversas as sutilezas que diferem uma consulta on-line de uma consulta em consultório físico. São escassos os estudos sobre tais especificidades, o que aponta para uma prática cuidadosa e atenta, reflexiva e com avaliações constantes de cada caso e a viabilidade ou não de se manter o recurso tecnológico. Esses cuidados independem da fundamentação teórica e perpassam todas as modalidades de inserção digital nos cuidados à saúde e à saúde mental.

DOMÍNIO CULTURAL

O domínio cultural é um aspecto pouco considerado pelas recomendações internacionais, mas foi se tornando evidente a partir do desenvolvimento do projeto de pós-doutorado (Fapesp 2018/11351-2)[1] e com a chegada da pandemia, que massificou o uso dos dispositivos digitais em diferentes modalidades e níveis de atenção à saúde mental. Esse aspecto também pode influenciar a qualidade e, inclusive, a adesão ao tratamento. Em estudo sobre consultas on-line em situação de crise[11,12], foi constatado que profissionais e usuários dos serviços via web com atitudes positivas diante dos atendimentos on-line e profissionais de saúde mais jovens tiveram maior familiaridade e melhor manejo clínico no tratamento a pessoas que traziam algum risco de suicídio. Existe uma cultura digital que está transformando os valores sociais e as formas de interação. Esse aspecto é relevante ao considerar as especificidades que uma consulta on-line pode abranger.

As transformações socioculturais que vêm acontecendo, com a inserção cada vez maior das tecnologias na vida, trazem novas demandas também para os profissionais da saúde. Os atendimentos que até então eram geograficamente localizados e circunscritos a uma determinada cultura, com suas características sociais, econômicas, específicas, quando disponibilizados no ambiente on-line são capazes de ultrapassar as barreiras geográficas. Há, certamente, uma ampliação da acessibilidade aos tratamentos de saúde mental, que passam a alcançar populações que antes não dispunham de especialistas. Essa é uma das vantagens que a mediação tecnológica oferece na área da saúde mental.

Porém, é importante considerar que, assim como a internet vem rompendo com as barreiras locais, os atendimentos on-line possibilitam novas inserções aos consultórios on-line. Tal amplitude modifica a demanda e traz para dentro dos consultórios a diversidade cultural, econômica, de recursos locais e de estrutura política. Ao disponibilizar o consultório on-line, o profissional abre uma janela para as mais diversas realidades, sendo relevante incluir uma leitura atenta sobre o local onde a pessoa está localizada geograficamente, os valores culturais predominantes, as vivências locais a respeito do sofrimento psíquico, as muitas compreensões sobre o humano e que envolvem considerar fatores como determinações políticas e religiosas daqueles que buscam tratamento, especialmente quando não localizados em um mesmo país ou em regiões com grandes diversidades culturais. Essa abertura deve envolver um comprometimento ético às diferentes formas de expressão de sintomas e sinais de saúde mental.

Por outro lado, a entrada na privacidade da vida das pessoas, considerando a transposição das barreiras geográficas, implica uma atitude humana de aceitação e respeito ao que cada paciente apresenta de seu ambiente íntimo – muitas vezes, elementos inacessíveis aos atendimentos em consultório físico. As singularidades e tipicidades da pessoa em seu contexto de intimidade requerem a abertura do profissional, capacidade de aceitar o novo, considerar as crenças como expressões das singularidades, as compreensões regionais sobre adoecimento, psicopatologia, as condições simbólicas e reais de enfrentamento, nas dimensões pessoal, familiar, comunitária, social e política. Trata-se de aguçar a possibilidade de uma leitura ampliada de saúde mental, que deve incluir as características sociais, culturais, geográficas como determinantes dos sinais e sintomas psicopatológicos, visando a uma compreensão integral do humano.

Cabe, ao avaliar o domínio cultural, a verificação de todos os demais domínios anteriormente descritos. Primeiramente, verificar sobre a regulamentação da categoria profissional para atuação em diferentes regiões e países. No caso de haver essa possibilidade, conhecer os princípios éticos da profissão e dos direitos e deveres dos usuários da internet regulamentados no local onde a pessoa está, ainda que o suporte legal esteja na região de origem do profissional, pode favorecer a identificação de limites e possibilidades sociais da intervenção. Compreender as crenças e os valores sobre o uso das tecnologias, a segurança da informação digital do local de destino do tratamento, os parâmetros tecnológicos locais, configura novas preocupações, imprescindíveis para o domínio da clínica on-line.

CONSIDERAÇÕES FINAIS

Esse percurso de estudo iniciado em 2018 com o projeto de pós-doutorado[1] evidencia a complexidade envolvida na escolha do uso da mediação on-line para o cuidado em saúde mental. Isso significa que é cada vez mais necessário o investimento em ambientes acadêmicos de pesquisa, estruturação de equipes interdisciplinares, ampliação da difusão do conhecimento e conscientização da população, em geral, sobre o que buscar, como e por que buscar as consultas via web.

O fenômeno on-line é recente, e sua rápida evolução tem deixado marcas ainda muito sutis nos modos de subjetivação e na intersubjetividade humana. Não existem teorias e fundamentos consolidados para compreender as implicações na vida e na forma como as pessoas vivenciam e interagem na dimensão digital. Da mesma forma, a inserção das tecnologias nos serviços é recente e necessita de estudos, pesquisas e desenvolvimento de ambientes acadêmicos apropriados para o desenvolvimento científico, de forma a minimizar os riscos que são passíveis de acontecer por meio da mediação da web nas novas modalidades de cuidado. Exige, especialmente, uma nova postura do profissional que se dispõe a realizar suas consultas de forma on-line, com relevância para o constante aprimoramento tecnológico, teórico e humano, trocas interdisciplinares, abertura para as diversidades sociais e culturais, comprometimento ético com os serviços oferecidos e com as pessoas que buscam ou necessitam das consultas on-line.

Há ausência de estudos longitudinais que se debrucem sobre a eficácia das consultas on-line diante das diferentes regionalidades e culturas. Faltam fundamentações para incluir o uso das tecnologias digitais para além da atuação autônoma e privada, especialmente no Brasil, de forma a considerar a inserção digital formalmente entre políticas públicas de saúde, com a oferta de recursos para os diferentes níveis de atenção. Isso implica a formalização, também, da formação dos profissionais de saúde, considerando um contexto ampliado, para que sejam capacitados e treinados para ações e intervenções híbridas.

A postura do profissional também precisa ser transformada, visando ultrapassar os debates sobre a interdisciplinaridade, em busca de incluir uma prática intersetorial e multiprofissional não apenas entre profissionais de saúde, que possam transitar com autonomia entre diferentes campos de saber, envolvendo as áreas de humanidades, exatas e biológicas. A transformação deve ocorrer, também, em relação ao uso consciente de sua identidade digital, ao se colocar como responsável pela veiculação de informações preventivas via web que não promovam impactos sociais negativos, a condutas que se esforcem para preservar os limites diluídos pelo fenômeno on-line dos espaços públicos e privados na relação profissional-paciente e, especialmente, à constante atualização, decorrente da própria característica de temporalidade evolutiva que a internet nos apresenta. Sem perder de vista, o maior desafio ainda não solucionado envolve os riscos de roubo de dados, invasões e manipulação indevida dos dados sensíveis dos usuários, que devem ser sempre colocados em pauta na elaboração e no uso de novas ferramentas no campo digital.

Ressalta-se a importância de o profissional de saúde mental estar ciente acerca das competências e posturas indicadas para atuar on-line, em prol de preservar a si mesmo, como profissional e pessoa imersa na vida on-line, protegendo e promovendo um cuidado qualificado, evitando danos àqueles que solicitam o cuidado.

REFERÊNCIAS BIBLIOGRÁFICAS

1. Silva NHLPD. Psicoterapia mediada pelas tecnologias de informação e comunicação – um estudo longitudinal. São Paulo. Projeto de Pós-Doutorado. Instituto de Psicologia, Universidade de São Paulo; 2018.
2. Gillispie JF. Cyber shrinks: expanding the paradigm. In: Gackenbach J. Psychology and the Internet: Intrapersonal, Interpersonal, and Transpersonal Implications. Cambridge: Academic Press; 2007. p. 245-73.
3. Siegmund G, Lisboa C. Orientação Psicológica On-line: Percepção dos Profissionais sobre a Relação com os Clientes. Psicol Cienc Prof. 2015;35(1):168-81.
4. Joint Task Force for the Development of Telepsychology Guidelines for Psychologists. Guidelines for the practice of telepsychology. Am Psychol. 2013;68(9):791-800.
5. Suggested principles of professional ethics for the online provision of mental health services. [internet]. International Society for Mental Health Online, 9 de setembro de 2000. [acesso em 22 de dezembro de 2020]. Disponível em: http://ismho.org/resources/archive/suggested-principles-for-the-online-provision-of-mental-health-services
6. Bozzaotra A, Cicconi U, di Giuseppe L, di Iullo T, Manzo S, Pierucci L. Digitalizzazione della professione e dell'intervento psicologico mediato dal web. Roma: Consiglio Nazionale Ordine degli Psicologi; 2017. 86 p.
7. Yellowlees P, Shore J, Roberts L. Practice guidelines for videoconferencing-based telemental health – October 2009. Telemed J E Health. 2010;16(10):1074-89.
8. Luxton DD, Kayl RA, Mishkind MC. mHealth Data Security: The Need for HIPAA-Compliant Standardization. Telemed J E Health. 2012;18(4):284-8.
9. Spencer A, Patel S. Applying the Data Protection Act 2018 and General Data Protection Regulation principles in healthcare settings. Nurs Manag (Harrow). 2019;26(1):34-40.
10. Melo BD, Pereira DR, Serpeloni F, Kabad JF, Kadri M, Souza MS, et al. Saúde mental e atenção psicossocial na pandemia COVID-19: recomendações aos psicólogos para o atendimento online. Rio de Janeiro: Fundação Oswaldo Cruz; 2020. 14 p.
11. Souza VB, Silva NHLP, Monteiro MF. Psicoterapia on-line: manual para a prática clínica [Internet]. 1ª ed. Curitiba: e-book kindle.; Disponível em: https://www.amazon.com.br/dp/B08HQZJH27/ref=reader_auth_dp
12. Gilmore AK, Ward-Ciesielski EF. Perceived risks and use of psychotherapy via telemedicine for patients at risk for suicide. J Telemed Telecare. 2019;25(1):59-63.W

Parte 2

Consultas terapêuticas on-line

3

Consultas terapêuticas on-line

Andrés Eduardo Aguirre Antúnez, Aimée Marcella Bielakowicz
Giannaccari Martins, André Luiz de Oliveira

INTRODUÇÃO

O ser humano, em sua dimensão existencial, é atravessado pelo sofrimento inerente e indissociável da vida[1] e pelas dúvidas com relação ao devir. Há certas situações que se apresentam e impedem que o movimento vital aconteça, em que há uma espécie de desesperança do viver. Esse sofrimento muitas vezes toma uma proporção ameaçadora, podendo se apresentar na forma de transtornos mentais como depressão, ansiedade e até levar à ideação e a comportamentos suicidas, o que pode ocorrer independentemente de transtornos.

Segundo a Organização Mundial da Saúde[2], a cada 40 segundos uma pessoa morre por suicídio no mundo, e, para cada morte, estimam-se outras 20 tentativas. O número aproximado de mortes por suicídio no mundo é de 800 mil por ano. No Brasil, em 2016, 11.433 pessoas se suicidaram, e a taxa de suicídio naquele ano era de 6,1 a cada 100 mil habitantes. Esse número representa um aumento de 7% em relação à pesquisa anterior de 2010, ao passo que o índice mundial caiu 9,8% no mesmo período. Entre jovens de 15 a 29 anos, o que compreende idade escolar e universitária, o suicídio é, no Brasil, a terceira causa de morte[3].

O suicídio é complexo, multifatorial, com dados sólidos que apontam diversos fatores de risco para esse comportamento, sendo um deles a comorbidade com transtornos mentais, presente em 90% dos casos de suicídio[2]. Portanto, a atenção a pessoas com esses transtornos e sua prevenção é imprescindível.

O Escritório de Saúde Mental da Pró-Reitoria de Graduação da Universidade de São Paulo (ESM-PRG-USP) oferece serviço de acolhimento em saúde mental exclusivamente aos alunos de graduação, pós-graduação e intercambistas dessa universidade, que apresentam queixas de depressão, ansiedade, suicídio, entre outros. Os estudantes procuram ajuda enviando um e-mail, que é respondido automaticamente com algumas orientações, e os estudantes são, então, convidados a responder um formulário no qual preenchem dados gerais, motivo da procura e outras informações. Logo um colaborador entra em contato para agendar acolhimentos, que podem durar em média três encontros, na modalidade das consultas terapêuticas. Nesse primeiro contato por e-mail, é apresentado ao aluno* um vídeo com as informações preliminares, como o número aproximado de encontros, o caráter do atendimento, os cuidados e requisitos mínimos para o contato mediado pela tecnologia, desenvolvido a partir de uma pesquisa de pós-doutorado**.

Após essas consultas, são-lhes apresentadas pesquisas clínicas e/ou possibilidades de encaminhamento das situações conversadas. As pesquisas em Psicologia Clínica são interventivas, psicoeducativas e/ou preventivas, e buscam ampliar o conhecimento da situação apresentada e, consequentemente, uma maior autocompreensão para aquele que participa da pesquisa. Não se trata apenas de coleta de dados para diagnosticar uma situação; busca-se algum ganho terapêutico possível para o participante.

O acolhimento aos alunos ocorre por meio de uma modalidade de atendimento chamada consultas terapêuticas, um dispositivo clínico delineado pelo pediatra, psiquiatra e psicanalista inglês Donald Winnicott e ampliado por Gilberto Safra à nossa realidade. "Historicamente, a psicanálise emergiu com uma demanda fundamental de se reconhecer a importância do passado na vida do paciente. No entanto, na situação clínica contemporânea, o que se observa é o anseio pelo futuro. Há um tipo de sofrimento contemporâneo que aparece como modalidade de depressão, na qual se manifesta o reconhecimento de que a pessoa vive uma experiência de ausência de futuro, o que significa, também, a perda do sentido de sua vida, no qual há o desaparecimento de sua singularidade"[4].

Como veremos, as consultas terapêuticas on-line oferecem uma conduta não interpretativa no encontro terapêutico, mas compreensiva dessa singularidade e pessoalidade do aluno, sendo oportuna para a instituição, proveitosa para a demanda intrínseca ao aluno e para a demanda dos que buscam acolhimento. As consultas on-line iniciaram-se no dia 16 de março de 2020, dada a quarentena por ocasião da pandemia.

A covid-19 é uma doença infeciosa causada pelo coronavírus da síndrome respiratória aguda grave 2, cuja sigla é Sars-CoV-2 e se tornou uma pandemia, se instalou no mundo em fins de 2019 e início de 2020, e em março de 2020 a cidade de São Paulo entrou em quarentena. Assim, as atividades presenciais

---

*Usaremos as denominações "aluno" e "o terapeuta" tanto para o masculino quanto para o feminino.

**Nara Helena Lopes Pereira da Silva. Processo Fapesp 18/11351-2.

na universidade foram suspensas, incluindo todos os *campi* da USP, no entanto, as atividades de ensino e pesquisa se mantiveram de modo remoto. Diante desse cenário, o ESM implementou o acolhimento on-line aos alunos, dando continuidade às consultas terapêuticas que vinham sendo realizadas presencialmente.

Este capítulo pretende mostrar, por meio de vinhetas clínicas, como as consultas terapêuticas on-line acontecem nesse escritório de acolhimento ao estudante, quais são suas potencialidades, suas limitações e outras reflexões acerca do atendimento on-line. Esse dispositivo clínico tem premissas claras que, quando devidamente contempladas[5], têm uma capacidade imensa de transformação pessoal. Veremos que a atenção a essas premissas é plenamente possível durante os acolhimentos on-line, pois ela não está apoiada naquilo que é diferente do e no acolhimento presencial, mas se dá em um âmbito fundamental da situação clínica, a relação e o encontro inter-humano inéditos na formação do estudante.

COMO ACONTECEM AS CONSULTAS TERAPÊUTICAS ON-LINE NO ESM-PRG-USP

As consultas terapêuticas não são uma forma de triagem, pois não têm como objetivo apenas a identificação do problema ou a construção de um diagnóstico, seguido de encaminhamento. A ideia é que o terapeuta se aproprie do sofrimento da pessoa no encontro estabelecido, no sentido de ser responsável, testemunho e interlocutor naquela relação de ajuda. O lugar essencial do terapeuta na consulta é ser guardião da esperança do outro[5]. O ser humano é constantemente atravessado pelas experiências da sua história, pela sua biografia e pelas marcas que essas experiências imprimem em seu modo de estar e de ser no mundo. O terapeuta deve, então, estar atento a proporcionar uma nova experiência relacional na vida do aluno e procurar não reproduzir os modos de relação relatados pelo estudante ao conhecimento do terapeuta. A posição deste é de curiosidade ética e interesse genuínos pelo aluno, pelo seu discurso, gestos e expressões, pelo seu olhar e pelo sofrimento sentido e relatado.

Quem procura ajuda traz um ou vários pedidos, revela facetas de um ser aviltado em sua vida e que tem esperanças em um devir que mude o rumo dessa vida. Tal posição do terapeuta independe do tempo cronológico em que o contato se dá; depende do tempo vivido quando a relação acontece, do tempo necessário para que a pessoa sinta que o terapeuta está implicado em ajudá-lo. Nesse sentido, o outro não é apenas reconhecido na sua alteridade, como parte da humanidade e como um outro em si (do terapeuta), um outro dentro do interesse de quem acolhe.

A consulta terapêutica não é uma psicoterapia breve. O trabalho busca oferecer uma compreensão das questões centrais, um suporte e uma destinação daquilo que ali se manifesta. O terapeuta está atento para observar as potencialidades e os recursos atuais, acolhendo gestos de esperança onde muitas vezes para o aluno há apenas crise, desamparo ou desintegração. As consultas terapêuticas on-line oferecem uma relação qualificada, e seu objetivo é ajudar o aluno a compreender a questão central da sua queixa, oferecer um suporte e formas de enfrentamento. Isso quer dizer que o foco do acolhimento deve seguir cada questão contida no pedido de ajuda do aluno, no que ele traz na sua queixa ou no seu interesse. Incentivar novos assuntos de interesse do terapeuta, ainda que importantes, não devem aparecer, pois pode mobilizar sentimentos que não poderão ser elaborados nas três consultas, podendo reativar um sentimento outro que não teremos como acompanhar. Salvo que o terapeuta converse sobre os motivos de suas questões.

A ideia do acolhimento on-line mantém o tema da queixa e busca dialogar sobre o momento em que ele aparece. Os acolhimentos procuram atender casos em sua urgência, procurando o quanto antes acolher as situações de pessoas em crise ou que queiram dialogar sobre a situação que vivem. Procuraremos então, ajudá-los, a sair da crise ou lidar com a situação clínica de modo compartilhado. Ouvimos o aluno, sentimos seu sofrimento com uma postura ética e focamos os esforços em organizar a demanda atual, respeitando a complexidade do sofrimento. Cada estudante traz algo da ordem social, familiar, psicológica e existencial. Nenhum sofrimento é individual; toda pessoa é e faz parte de uma dimensão social que procura no fundo uma dimensão comunitária distinta. É importante que, nesse momento, possamos conter a queixa e não a expandir, auxiliando a valorizar as experiências de bem ou capacidades de resiliência de cada pessoa, que aparecem em sua expressão.

O colaborador procura ajudar o aluno a encontrar em si, em sua própria história de vida, modelos de enfrentamento e de resolução de seus conflitos, possibilitando então a recuperação ou o nascimento de sua autonomia. Aspectos que muitas vezes são obscuros para o aluno e que, se desvelados sem cuidado, podem arrastá-los não para uma experiência resolutiva, mas para vivências angustiantes de difícil condução. Então, dentro dos princípios citados, busca-se compreender e tolerar seu processo de dispersão de si ou de sua crise, acompanhá-lo em seu itinerário reflexivo e encaminhá-lo para as possibilidades do devir que nele habita, possibilitando que perceba em si mesmo a capacidade de lidar com seus problemas nem sempre reconhecidos e valorizados.

O esforço para transformar o sofrimento do aluno em uma possibilidade para resolvê-lo é essencial nos acolhimentos. Uma maneira de fazer isso é dialogar sobre os recursos mostrados pelo aluno. Portanto, conversar sobre as vicissitudes da sua vida social, familiar, produtiva, orgânica, universitária e psicológica ajuda na compreensão de sua questão. O estudante mostrará em seu discurso figuras de vínculo, pessoas de confiança, fatores de proteção para comportamentos suicidas e estratégias de enfrentamento já consolidadas que nos fornecerão exemplos de pontos positivos que podem ser refletidos e ressaltados na tentativa de ajudá-lo a manejar a crise, a observá-la a uma distância que antes não era possível, pois o aluno estava só, totalmente envolvido nela.

Observamos que alguns estudantes expressam a vontade de um atendimento de longo prazo após as consultas terapêuticas – o que não significa que as três consultas não foram suficientes, mas que cumpriram um de seus papéis fundamentais: oferecer uma relação nova e benéfica para esse aluno, no registro de cuidado. É imprescindível não estabelecer uma relação de dependência nessa relação, mas investir na autonomia e capacidade inata para enfrentar as adversidades impostas pela vida, a esperança que é possível desenvolver.

A consulta terapêutica oferece uma impressão de relação com o outro que é diferente das relações que o aluno experimentou até então. Esse registro é de uma relação inédita e possível em sua vida. As consultas possibilitam experimentar um contato interpessoal positivo ao ser recepcionado em um lugar seguro para estar em relação, mesmo que esse lugar seja mediado pelas plataformas on-line, já que o lugar em essência é aquele da hospitalidade ofertada pelo terapeuta na relação.

A consulta terapêutica é, então, um acontecer terapêutico que oferece um lugar onde o aluno possa se sentir seguro e acompanhado pela hospitalidade e testemunho vivo, interessado e cuidadoso do terapeuta. Essa situação clínica tem sua estrutura própria e dimensões específicas que promovem uma experiência de acolhimento. A consulta terapêutica on-line também tem suas especificidades, que devem ser compreendidas com muita atenção e cuidado, para que não seja entendida apenas como a transposição para o ambiente on-line de uma possibilidade que só seria viável no encontro presencial.

A consulta terapêutica tem princípios básicos que ocorrem em qualquer relação humana, mas se diferencia pelo manejo da situação clínica, no qual o terapeuta integra e sintetiza o que observa e devolve ao aluno o reflexo de si mesmo, para que assim ele se sinta real. O primeiro princípio a ser levado em conta é que toda crise leva a uma dispersão de si, a uma falta de movimento psíquico por parte daquele que procura auxílio; o segundo princípio é que, ao discorrer sobre o seu problema, a pessoa está acompanhada no sentido existencial e supera a hesitação inicial no encontro; o terceiro princípio é que, ao estabelecer um diálogo, é gerado um movimento psíquico temporariamente inexistente durante a angústia vivida só. Os próximos passos se referem ao manejo terapêutico que não ocorre em qualquer relação humana, como os anteriores, mas acontece na relação clínica. Precisamos sintetizar o que ouvimos e dar um retorno ao outro. Assim, o ajudamos a abrir um sentido, um devir, um futuro possível[6].

Em uma sociedade pós-moderna, em que o individualismo é a norma do modo de ser, muitos são privados ou se privam da importância de uma dimensão fundamental da vida, que é a dimensão da relação com o outro. A dimensão relacional é o objeto principal de estudo da Psicologia Clínica. Ao indivíduo em sofrimento pode ser muito difícil pedir ajuda, portanto, quando ele a solicita, há uma abertura, uma disposição especial para fruir de um contato com o outro, um gesto nobre de humildade e sabedoria. O estudante tem um saber fruto de seu sofrimento ou da doença que o afeta. Atender a essa disposição especial no seu caráter de urgência é um pilar das consultas terapêuticas[5].

No acolhimento on-line realizado pelos colaboradores do ESM, o aluno entra em contato via e-mail e responde ao formulário on-line, no qual, além de seus dados pessoais, tem a possibilidade de descrever brevemente suas motivações para o atendimento, dados sobre a sua saúde mental, se tem ou já teve ideação suicida, qual seu interesse em participar de um processo de acolhimento on-line e se tem equipamento eletrônico mínimo para tanto. Ao sabermos da disponibilidade de seus dias da semana e horários, o aluno é então contactado via e-mail prontamente, sendo agendado um primeiro atendimento com um colaborador. Essa resposta rápida não é meramente um fluxo de trabalho institucional, mas tem seu valor no respeito à dignidade do aluno e à urgência do pedido de atendimento. O atendimento on-line permite também maior flexibilidade, pois não depende da disponibilidade do espaço físico e geralmente não depende da logística de deslocamento do aluno e/ou do colaborador; assim, procuramos agendar o encontro on-line o mais brevemente possível.

VINHETAS CLÍNICAS DAS CONSULTAS TERAPÊUTICAS ON-LINE

Uma das alunas atendidas entrou em contato com a instituição em um momento de grande sofrimento. A estudante contou que já havia passado por atendimento em saúde mental em outra instituição, mas que sequer havia tocado no assunto que mais a incomodava: o sentimento de não pertencimento ao mundo. A aluna dizia que queria muito falar sobre isso naquele momento, pois atingira o limite do seu sofrimento, que era desproporcional à sua vontade de que sua vida fosse diferente. Entre a primeira e a segunda consultas ela procurou um familiar para falar de seus sentimentos e, mobilizada por esse encontro, procurou o colaborador novamente, fora do horário combinado de atendimento. Pela primeira vez expressou seus sentimentos em relação ao mundo, sobre suas angústias e suas experiências. Foi fundamental, nesse caso, que o atendimento ocorresse prontamente.

Outro elemento fundamental das consultas terapêuticas é o manejo da temporalidade. É preciso fazer uma distinção entre tempo e temporalidade, sendo esta última o desenrolar dos três tempos das consultas terapêuticas, que descreve Winnicott em seu texto *Observação de bebês em uma situação estabelecida* (1942), observados no jogo da espátula. Após passar pelo período de hesitação e da comunicação significativa, ocorre o desinvestimento ou a despedida, que é a destinação de futuro ou morte simbólica do encontro com o terapeuta[5]. Esses tempos se darão independentemente do tempo cronológico em que o encontro acontece.

Como sabemos, o acolhimento on-line oferece em média três encontros, portanto, devemos observar a construção do vínculo, que deve existir, mas com cautela, para não configurar um caráter duradouro ao acolhimento. Durante o encerramento, a dupla retoma o trabalho feito, organiza a demanda, em um movimento que integra o indivíduo e constrói uma narrativa do futuro. O processo que se dará nos três encontros precisa focalizar em aspectos essenciais e ser encerrado com clareza. A despedida exige do terapeuta uma destinação, um sustentar do projeto de futuro desse indivíduo, embora isso não signifique que o terapeuta seja o responsável por esse projeto. Saber que não temos todas as respostas é importante e ajuda a implicar o aluno e a dupla no processo. Diante do não saber, a verdade, honestidade e transparência são as melhores ferramentas. Muitas vezes o encerramento implica desenhar juntos esse futuro.

Alguns alunos não chegam a participar dos três encontros propostos. Por vezes, no primeiro acolhimento, o estudante já se sente melhor. À medida que se expressa, percebe ou tem reflexões que não tinha realizado, sem necessidade de um segundo ou terceiro encontro. Certa vez, uma moça da área da saúde conversou com a terapeuta e contou de perdas ocorridas na família pela covid-19. Acolheu-se o luto que ela vivia e, após o primeiro acolhimento, ela escreveu um e-mail, agradecendo e dizendo que, a partir do encontro, ela pôde ajudar outras pessoas de sua família.

O acolhimento on-line muitas vezes é comparado com o atendimento presencial e julgado nessa comparação de uma maneira binária. Observamos no ambiente on-line que o corpo de ambos está lá, mas é apenas a face do rosto a que aparece, a voz é amplificada com o uso de fones de ouvido, com uma qualidade superior à do não uso de fones de ouvido. No presencial, é o corpo todo que é visto, mas sempre é para o rosto que naturalmente a atenção é focalizada. Há, sim, uma impossibilidade do abraço e do tocar, mas a empatia que ocorre no encontro on-line preserva sua essência e a tela permite uma aproximação em que há um distanciamento físico real. Essa tela, que muitas vezes é vista como barreira, por meio de exemplos da nossa experiência, se torna muitas vezes uma outra janela possível para o contato com a vida do aluno que acolhemos e podemos conhecer, com o seu consentimento e o nosso, já que os terapeutas também estão mostrando algo de si e do ambiente de suas casas, dos sons e, às vezes, até de animais ou pessoas que aparecem ao fundo ou ao lado.

Em um momento de pandemia e consequente isolamento social, todos fomos privados do espaço público e, ao mesmo tempo, convidados a abrir nossos espaços privados por meio do ambiente on-line. A câmera permite escolher o que é mostrado e o que é ocultado. As ressonâncias e os efeitos da relação terapêutica medidos pelo ambiente on-line serão daqui para frente mais observados, estudados, investigados, conhecidos e compreendidos.

Em um atendimento a um aluno, mesmo após assistir ao vídeo informativo sobre todas as orientações quanto ao ambiente, e após essas informações serem retomadas no início da consulta, interrupções constantes fizeram emergir uma de suas principais queixas, que era a dificuldade que tinha, naquele momento, de encontrar um espaço na casa em que pudesse trabalhar com tranquilidade e privacidade. Ainda assim, as perspectivas que o encontro on-line oferece podem ser subestimadas e até negligenciadas, tanto pelo terapeuta, que pode vir a oferecer esse serviço quanto por aquele que venha necessitar de um atendimento a distância.

Pode haver dificuldade decorrente da própria tecnologia em termos técnicos, que independe das características do encontro interpessoal, mas de problemas de conexão que causam interrupções, alteram a qualidade do áudio e do vídeo e que dependem dos dispositivos utilizados. Porém, percebemos na experiência com as consultas terapêuticas on-line que emerge a potencialidade inerente ao encontro entre terapeuta e aluno, cuja ressonância mostra a capacidade resiliente no âmago de cada estudante.

Muitas são as vantagens observadas no atendimento on-line, porém essa prática também exige alguns cuidados com a confidencialidade, o sigilo, a segurança dos dados, dos dispositivos, das limitações e dos riscos inerentes ao uso das ferramentas mediadoras. É imprescindível ter conhecimento do Marco Civil da Internet, que contém as legislações sobre o uso da internet no Brasil e as Resoluções do Conselho Federal de Psicologia nº 11/2018 e nº 04/2020, os quais regulamentam os serviços psicológicos prestados por meio das tecnologias da informação e comunicação, assim como o Código de Ética Profissional do Psicólogo.

É evidente a mudança de ambiente do encontro, que dessa vez se dá em dois lugares físicos diferentes e em uma tela como uma terceira realidade que possibilita a conversa, a troca de olhares, o acolhimento da voz do outro e dados de parte do ambiente de cada um da dupla. Toda pessoa que conversa com outra sabe que as emoções e os afetos seguem pulsando em seu corpo, com amplas possibilidades de expressões dos sentimentos por meio verbal e antes, de forma física, no choro, na angústia, nos medos etc.

No atendimento presencial, o espaço onde se dá o encontro é geralmente de responsabilidade da instituição. O conforto, a iluminação, o isolamento e a privacidade são de responsabilidade daquele que oferece o espaço para o encontro. No atendimento on-line, a responsabilidade é compartilhada, ou seja, o atendido também é responsável pelo ambiente do encontro. Em um acolhimento on-line, já passada uma hora do atendimento, a aluna confessa falar pouco não por conta de uma timidez expressa anteriormente, mas porque um familiar estava no cômodo ao lado e poderia ouvi-la. O atendimento na própria casa – que se tornou mais comum na situação de isolamento social imposta pela pandemia – significa que muitas vezes o aluno estará com a família, com amigos ou cônjuge na maior parte do tempo, dividindo o espaço e a rotina, o que pode afetar o diálogo, embora, por outro lado, traga outros dados para compreender a pessoa em seu meio.

Alguns alunos tomam o cuidado de agendar as consultas em momentos em que os familiares não estarão em casa, mesmo sabendo que teriam a privacidade necessária. Queixas que surgem em relação a essa convivência pedem cautela e prudência no manejo, pois, após o atendimento, o convívio com a família ou outros está mais presente e pode mobilizar sentimentos quanto a essa queixa. Em um acolhimento, uma aluna pede licença para se certificar de que a irmã mais nova não pode ouvi-la, pois não gostaria de "dar um mau exemplo" com o que está prestes a falar. Aluna e terapeuta puderam, a partir daí, explorar o assunto mais amplamente.

O caso citado mostra um risco da modalidade on-line, mas também uma potencialidade para o atendimento, pois podemos oferecer outros recursos que não a chamada de vídeo com áudio, mas uma comunicação híbrida, em que se usa a mensagem de texto via chat, no lugar da voz para certos assuntos que não são confortáveis de tocar no contexto virtual. Vimos muitas situações diferentes e inusitadas relacionadas ao ambiente, e é comum que alunos se desloquem de seus espaços domiciliares para o atendimento, na tentativa de encontrarem um lugar privado, onde se sintam mais confortáveis, seguros e à vontade. Alunos procuram lugares como o carro, uma praça, a garagem do prédio, a varanda do apartamento a partir dos telefones celulares. Podemos pensar que isso atesta uma vontade e uma urgência do aluno para receber ajuda, que doa a flexibilidade necessária para o encontro acontecer.

Um exemplo dessa situação é o acolhimento de um aluno que, em certo momento, pede desculpas, diz que vai desligar a conexão e vai para o carro que está na rua. Ele pede alguns minutos e diz que entrará em contato. Assim o faz, pois seus pais chegaram e ele quer um lugar com mais privacidade.

O acolhimento se dá pelo serviço Google Meet instalado em seu telefone celular, com o terapeuta em seu computador. Outra aluna, após às 23 horas, entra em contato com o terapeuta por meio do chat, sofrendo com fortes angústias. Naquele momento, puderam conversar por essa plataforma durante cerca de uma hora, até a aluna se sentir melhor.

Em outros atendimentos, por vários motivos os estudantes não abrem o vídeo e não temos a possibilidade de trocar olhares e ver a face do outro. Uma delas conta que sentia vergonha, pois estava chorando e por isso não mostrava o rosto, mas só pôde dizer isso um mês após iniciar um tratamento com medicação antidepressiva. Quando bem administrada a medicação, e se levada a sério pelos estudantes, muitos benefícios acontecem em prol do próprio acolhimento ou da psicoterapia on-line. Há casos de alunos que se beneficiam de uma avaliação psiquiátrica e, por isso, cada estudante atendido nesse escritório é tido como um caso único que merece uma relação digna, sincera e responsável, pois tem em si a própria história e é representante de muitos.

A experiência das consultas terapêuticas on-line nos traz muitos ensinamentos. É preciso se afastar das noções preconcebidas do que é um encontro terapêutico e onde este deve ocorrer, e aceitar o atendimento on-line pelo que é, entendê-lo por si só e abraçar suas características, sem compará-lo ao que ocorria antes da pandemia, pois todos estão sendo atingidos por esse evento mundial que afeta a humanidade em seus aspectos pessoais, sociais, econômicos e culturais. Nesse momento da história o atendimento mediado pelas tecnologias de informação não está substituindo o atendimento face a face, mas está se apresentando muitas vezes como único recurso para o contato entre terapeuta e estudante.

Nesse período de pandemia e de atendimento on-line, os desafios que o trabalho clínico impõe ficaram muito claros, devido à variabilidade de demandas que exigiram dos colaboradores do ESM uma versatilidade com a qual não estavam acostumados a enfrentar. Todavia, ao mesmo tempo, toda essa complexidade revelou a diversidade de formas de cuidar que existe em um relacionamento clínico cujo elemento essencial para o sucesso é a disponibilidade de ambos os atores envolvidos no processo, para realizar um encontro humano que seja significativo e transformador.

É possível pensar o encontro por meio do ambiente on-line e o que ele representa em termos de abertura, para um atendimento e uma nova possibilidade na vida. Para isso, é importante refletirmos em termos não valorativos de comparações inevitáveis entre a relação on-line e a relação presencial, já que a tendência a partir dessa pandemia como marco histórico é ocorrer uma relação híbrida entre o presencial e o digital, que não se opõem, mas somam esforços. O atendimento por meio digital, assim como a vida on-line, é uma realidade. Como dito anteriormente, o on-line possibilita o encontro que usa não apenas a voz de ambos, mas também a imagem do rosto, de parte do ambiente privado. Há um sentimento que pulsa em ambos os que se encontram.

A vida relacional mediada pelo ambiente on-line é experimentada por cada um dentro de suas condições e possibilidades. Ela é plural, assim como a vida off-line, e ambas são complexas, como a vida de cada um e de todos nós. Uma aluna atendida exclusivamente por mensagem de texto diz no começo do encontro que se sente mais à vontade assim, pois é a maneira que mais utiliza para se comunicar com amigos, família e até com sua namorada, com quem se relaciona exclusivamente on-line. A maneira como vive a relação com a internet permite constatarmos que o atendimento por mensagem de texto não é um problema para ela, pois está em plena sintonia com sua maneira de viver a comunicação nas relações.

O atendimento por texto é diferente de uma conversa informal entre conhecidos. A experiência mostrou que é interessante delimitar – mas não limitar – o tempo de escrita de cada um na conversa, a fim de respeitar o ritmo de fala próprio, sem interrupções. Nesse caso, o esforço é o de seguir a temporalidade da comunicação de cada um e da própria disposição da ferramenta. Para isso, um recurso interessante é combinar um *emoji* para sinalizar o fim de uma fala. Em um atendimento, um aluno pediu para usar uma figura de paleta de pintura, pois gostava muito de arte, abrindo mais uma possibilidade de expressão nesse contato. Um desenho compartilhado é a metáfora dessa relação.

Recebemos um aluno que relatava a violência vivida em casa dada a sua orientação sexual, não tendo condições para uma independência, o confinamento imposto pela pandemia. Ele pedia ajuda com o intuito de aprender a lidar com a situação. O aluno se apresentou angustiado e profundamente magoado com seus familiares por não ser aceito como é e por não poder compartilhar com eles dificuldades e questões que permeavam sua vida. Vivendo em um ambiente desgastante e agressivo, ele se lamentava dessas condições e da impossibilidade de resolver sozinho suas agruras. Nas três consultas, pôde compartilhar suas vivências em um ambiente relacional menos intrusivo. Decidiu-se acompanhar o aluno por mais sessões, o que o ajudou a perceber-se como alguém cuja importância no mundo é tão valiosa quanto a de qualquer outro ser humano. Acompanhado por nove sessões, esse aluno pôde se sentir acompanhado em seu sofrimento e em suas dificuldades, atravessando as tempestades de sua vida, tendo como apoio um terapeuta que lhe permitiu refletir sobre sua capacidade de olhar para si de forma saudável como parte de seu amadurecimento.

A experiência de cada um com a vida relacional mediada pelas tecnologias influencia a disposição pessoal para o uso de cada uma das modalidades de atendimento. Observamos, na experiência com as consultas terapêuticas on-line, que alguns terapeutas não se sentem à vontade de fazer o encontro apenas por voz, assim como outros se sentem à vontade de fazer o encontro exclusivamente por mensagem de texto. Percebemos a necessidade de cada terapeuta de refletir sobre sua relação com o ambiente on-line, analisar o uso que faz da tecnologia, das redes sociais, como utiliza esses meios para se comunicar nas suas relações pessoais e profissionais, como se deixa ser afetado por eles e quanto espaço oferece para esse tipo de comunicação no cotidiano. Além disso, deve observar seu conhecimento sobre as plataformas e dispositivos, além da sua disposição pessoal de adaptação.

Na diversidade dos modos de comunicação digital, o terapeuta deve respeitar seus limites, como fazem os estudantes. Geralmente o aluno explicita sua vontade ou condição para um determinado tipo de atendimento, e busca-se sempre respeitar esse pedido. Não podemos afirmar que um tipo de atendimento on-line é melhor àquele aluno, portanto o encaminhamento é feito a um terapeuta que pode oferecer esse atendimento específico.

As consultas terapêuticas on-line têm sido importantes, uma vez que não se configuram como um psicodiagnóstico nem uma psicoterapia breve, mas oferecem a possibilidade de uma relação significativa em alguns encontros, que pode deixar marcas úteis no percurso do estudante. Não se trata de uma triagem, que é um processo que determina a prioridade do tratamento de pacientes de acordo com a gravidade do seu estado. O ESM não é um ambulatório, nem um posto de saúde ou unidade de emergência, os alunos não são pacientes. O escritório procura acolher o estudante e propor pesquisas, para ajudá-lo a direcionar do melhor modo possível sua formação acadêmica, cuja formação pessoal é indissociável.

A consulta é terapêutica quando deixa uma marca positiva no acolhido, revelando as potencialidades que ele tem de lidar com as dificuldades inerentes à vida, pessoal e social. Os atendimentos não são individuais, todo ser humano é um ser que vive em sociedade, em grupo, mesmo que se sinta só. Os colaboradores procuram mostrar que é possível ter uma vida comunitária, que implique cooperação, colaboração, solidariedade e dignidade ao estudante.

Um aluno de pós-graduação chega para a consulta com o colaborador se queixando de raiva e irritação em relação à postura de sua orientadora, além de demonstrar incertezas e confusões acerca de suas próprias competências acadêmicas. Durante o atendimento o colaborador testemunhou sua crise. Suas intervenções possibilitaram ao aluno perceber, em si mesmo e em seus próprios atos, a capacidade de gerenciar sua crise e de sair dela. As intervenções não foram feitas a partir de interpretações acerca da dinâmica psíquica do aluno, mas usando os elementos da própria narrativa do aluno acerca de sua história de vida. Como exemplo, conversaram sobre sua capacidade de lidar consigo mesmo e com suas frustrações ao longo da vida.

A questão da solidão aparece em várias situações clínicas. De acordo com o filósofo francês Michel Henry, "aquém de todas as máscaras do nosso viver, ainda que sem rosto, há a ipseidade de um viver no qual ninguém está só: depois das máscaras fica a vida em nosso viver"[7]. As condições históricas ou sociais determinam a pessoa de modo essencial e são vivências originariamente afetivas, provadas e sentidas por ela; nesse sentido, "a partir da afetividade é possível transubstanciar aquilo que assim tão profundamente nos afeta"[7]. Como lidamos com a solidão dos estudantes? Quem acolhe faz uma ação, ação que acolhe a dignidade do estudante. Há um sentimento de ação vivido no interior de nós mesmos, "sentindo até onde o limite do meu agir torna possível o meu encontro com o outro que dos limites dos poderes do eu o devolve a si e me devolve a mim. Co-nasço; co-nascemos como filho/a, mãe e pai, irmão e irmã, avó e avô"[7]. Esse sentimento de ação é vivido em *co-pathos*, é sentido na relação que deixará marcas positivas para ambos.

Uma vida comunitária acolhe as exigências externas, as dificuldades que aparecem no percurso da vida universitária como um fator que amadurecerá o estudante. A vida institucional traz benefícios à vida desse estudante, mas também dificuldades, de que muitas vezes o aluno não se sente capaz de dar conta. É a partir dessa sensação de incapacidade que vamos ajudá-lo a perceber que a fragilidade ou o fracasso pode ser a expressão de algo que pode ser transformado, daí o fato de o estudante procurar ajuda. Ele pressente e sente que é possível enfrentar isso de outro modo, mas precisa de alguém para fazer esse enfrentamento e travessia. Ter um programa de acolhimento ao estudante mostra que a universidade pode auxiliá-lo dessa forma a seguir sua formação. Cuidar do estudante é cuidar da sua formação educacional. A educação não é desprovida do cuidado, e o cuidado permitirá que a travessia universitária siga seu curso.

Agradecemos à equipe de colaboradores do Escritório de Saúde Mental da Pró-Reitoria de Graduação da Universidade de São Paulo: pós-doutoranda e Profª Nara Helena Lopes Pereira da Silva (IPUSP/Fapesp); Profª Titular Ana Luiza Colagrossi (Psicopedagogia, Instituto Sedes Sapientiae); Profª Dra. Terezinha Aparecida de Carvalho Amaro (FMU); doutorandos Erika Rodrigues Colombo (IPUSP/Fapesp), Thaís Cristina Marques dos Reis (IPUSP/Capes), André Luiz de Oliveira (IPUSP/Capes) e Mariana do Nascimento Arruda Fantini (IPUSP/UNIP); mestrandos Élison Santos (IPUSP), Rafael Costa Ferreira (FMUSP/Capes), Gabriella Ayub de Mendonça (FMUSP/Capes); Yonathan Magid e Joyce de Morais Silva (bolsistas PRG-USP/FMU); egressos (USP) Frida Zolty, Natália Takiguthi, David Pires Tatit; graduandos (IPUSP) Pedro Monteiro dos Santos Neto (PUB) e Elisa Caldana Chiarello; psicólogas Aimée Marcella, Janice Gaspar, Edivani Aparecida Reghin Santos, Maria Heloisa Ferreira e Beatriz Reale.

Apoio: Projeto Regular Fapesp 18/19520-8, CNPq nº 302417/2018-4, Capes.

REFERÊNCIAS BIBLIOGRÁFICAS

1. Henry M. Sofrimento e vida. In: Antúnez AEA, Martins F, Ferreira MV, organizadores. Fenomenologia da vida de Michel Henry: interlocuções entre filosofia e psicologia. São Paulo: Escuta; 2011. p. 33-44.
2. Organização Panamericana da Saúde, Organização Mundial da Saúde. Folha informativa - Depressão. [internet]. [acesso em 23 de dezembro 2020]. Disponível em: https://www.paho.org/bra/index.php?option=com_content&view=article&id=5671:folha-informativa-suicidio&Itemid=839
3. Ministério da Saúde, Secretaria de Atenção à Saúde, Secretaria de Vigilância em Saúde. Guia Política Nacional de Atenção Básica - Módulo 1: Integração Atenção Básica e Vigilância em Saúde. 2018. [internet]. [acesso em 06 de janeiro 2021]. Disponível em: http://189.28.128.100/dab/docs/portaldab/publicacoes/guia_pnab.pdf
4. Safra G. A contribuição de Pavel Florenskij sobre a perspectiva inversa na situação clínica. In: Safra O. Cadernos Prosopon: Pavel Florenskij e a psicologia interfaces. São Paulo: Núcleo de Pesquisa e Laboratório Prosopon, Departamento de Psicologia Clínica, Instituto de Psicologia da Universidade de São Paulo; 2018. p. 79-87.
5. Safra G. Consultas terapêuticas. Disciplina PSC6022-1 Intervenções em psicologia clínica preventiva do Programa de Pós-Graduação em Psicologia Clínica do Instituto de Psicologia da USP. 2019. No prelo.
6. Intervenções Clínicas Breves e Pontuais - SAFRA. [internet]. Hudson Silva, 21 de novembro de 2003. [acesso em 23 de dezembro de 2020]. Disponível: em https://www.youtube.com/watch?v=EPXlX-bK184&feature=youtu.be
7. Martins F. Estátuas de anjos: para uma fenomenologia da vida e da clínica. Lisboa: Edições Colibri; 2017. p. 92-100.

4

Terapia cognitivo-comportamental digital

Ines Hungerbühler, Francisco Lotufo-Neto

INTRODUÇÃO

A psicoterapia é considerada um modo eficaz para o tratamento de transtornos mentais e emocionais. A maioria dos indivíduos que atendem aos critérios para um diagnóstico psiquiátrico não está recebendo tratamento. Várias barreiras, como falta de profissionais, deslocamento, custo, tempo e estigma, complicam o acesso aos cuidados à psicoterapia tradicional (de forma presencial). O uso de tecnologias de informação e comunicação (TIC), como a videochamada ou aplicativos, tem o potencial de superar essas barreiras.

Atualmente, a psicoterapia digital consiste nas seguintes modalidades: tratamento digital autoguiado, no qual os usuários recebem cuidados terapêuticos baseados na internet e em aplicativos sem nenhum suporte adicional; tratamento digital, guiado por especialistas treinados que apoiam e orientam o usuário no uso do programa ou dispositivo digital; e um tratamento digital orientado por profissionais de saúde mental, no qual os usuários estão acompanhados constantemente durante o cuidado terapêutico.

A maioria dos serviços e programas de psicoterapia digital está seguindo a abordagem da terapia cognitivo-comportamental (TCC), cuja eficácia no tratamento de diversos transtornos mentais, incluindo transtornos de humor e ansiedade, está bem estabelecida[1].

Neste capítulo, abordaremos em um primeiro momento os conceitos da TCC, para depois descrever as diferentes formas de aplicação digital dessa abordagem psicoterapêutica usando as TIC.

TERAPIA COGNITIVO-COMPORTAMENTAL

A TCC utiliza, conforme a necessidade do paciente, modelos e técnicas comportamentais em geral derivados do behaviorismo metodológico e da terapia cognitiva.

A terapia cognitiva está baseada na ideia de que os sentimentos e comportamentos das pessoas estão associados ao modo como elas estruturam e interpretam os acontecimentos da vida e do mundo. Desse modo, o objetivo do terapeuta que trabalha com TCC é produzir mudanças cognitivas e comportamentais, ou seja, mudanças no estilo de pensar, crenças sobre si e o mundo adquiridas durante a vida e ações com o intuito de provocar mudanças emocionais e comportamentais duradouras[2]. Os terapeutas cognitivos com frequência usam os princípios da terapia comportamental, conceitos e técnicas derivados das diversas teorias da aprendizagem. Daí o nome terapia cognitivo-comportamental[3,4].

Na TCC, a pessoa aprende a detectar, analisar e modificar pensamentos e comportamentos disfuncionais, corrigindo-os quando preciso. Pensar e agir de modo realista e adaptado reduz sintomas e alivia problemas psicológicos.

O terapeuta é treinado a fazer a conceituação cognitiva e a análise funcional. Na conceituação cognitiva ele levanta, por meio de entrevistas e questionários, dados relevantes da história de vida, crenças, regras e estratégias, que em situações de vulnerabilidade ou estresse dão origem a pensamentos negativos automáticos. Estes, muitas vezes, trazem problemas, sofrimentos e emoções patológicas. Na análise funcional, os antecedentes e as consequências de comportamentos são identificados de modo a planejar abordagens terapêuticas mais adequadas para aquela pessoa.

Para esse tipo de atendimento, a TCC tem se destacado como referência, pois possui uma variedade de técnicas tanto no atendimento individual como no em grupo. Tem sido recomendada para diversos diagnósticos psiquiátricos: transtornos ansiosos, transtornos alimentares, dependências químicas, transtorno obsessivo-compulsivo, transtornos de personalidade, transtorno bipolar do humor e, mais recentemente, transtornos psicóticos. Muitos estudos mostram a eficácia dessa abordagem na doença mental. Outro fato importante a levar em consideração é a sua brevidade e o baixo custo do tratamento, além da facilidade de ser aplicada por diversos profissionais bem treinados, como psicólogos, médicos e enfermeiros.

A abordagem cognitivo-comportamental abrange desde a psicoeducação, na qual o paciente aprende a identificar um problema e criar soluções, desenvolvimento de habilidades no relacionamento interpessoal, reestruturação das suas cognições disfuncionais e melhor controle de sua vida.

A pessoa, ao adquirir um novo repertório de comportamentos, passa a ser terapeuta de si mesma. Aprende a monitorar seus problemas e a encontrar as melhores alternativas. As sessões no ambulatório ou na enfermaria visam ensinar e supervisionar tarefas que a pessoa vai realizar em casa, no seu dia a dia.

A terapia comportamental é "a aplicação do conjunto dos conhecimentos psicológicos, adquiridos segundo os princípios da metodologia científica, à compreensão e solução de problemas clínicos"[5]. Aplica, principalmente, os conhecimentos derivados das teorias da aprendizagem. A elaboração terapêutica segue os preceitos do método científico na análise e mensuração dos problemas do paciente, na adaptação das técnicas e dos métodos aos seus problemas específicos, na avaliação dos resultados e na depuração das técnicas ao essencial.

Os principais fundamentos teóricos da terapia comportamental são: o condicionamento respondente, o reflexo condicionado de Pavlov, o behaviorismo metodológico, o comportamento operante de Skinner, a aprendizagem social de Bandura e os conhecimentos oriundos das teorias contextuais. A TCC usa principalmente a modificação do comportamento, buscando solução para problemas clínicos que prejudicam o desempenho e a qualidade de vida do paciente.

As características principais da TCC são:

- A conceituação do caso, segundo o modelo cognitivo influenciado pela análise comportamental e funcional behaviorista.
- A apresentação de uma explicação ao paciente sobre seus problemas.
- O estabelecimento de alvos de tratamento.
- A apresentação de técnicas específicas que possam ajudar na melhora, ou seja, no alcance dos objetivos desejados.
- A prática na sessão e exercícios como tarefas em casa.
- A avaliação dos resultados, trabalhando na prevenção e na possibilidade de recaída.

Esses passos não esgotam as possibilidades das TCC que podem trabalhar de forma profunda a subjetividade, e histórias de vida complexas e marcadas pelo sofrimento e pela violência. Entretanto, tratar certos sintomas e contextos de vida pode ajudar e muito a pessoa a vencer obstáculos pessoais, continuar sua vida com qualidade e até reunir condições de usufruir uma psicoterapia mais abrangente.

A TCC tem sido feita individualmente, no formato tradicional da psicoterapia, em pequenos grupos ou até na forma de conferências. Diversos profissionais ligados à saúde a praticam – psicólogos, médicos, enfermeiros, fisioterapeutas, terapeutas ocupacionais e outros.

FERRAMENTAS DIGITAIS NA TERAPIA COGNITIVO-COMPORTAMENTAL

A nomenclatura da realização de psicoterapia usando tecnologias de informação e comunicação (TIC) é variada: terapia baseada na web, intervenção digital, e-terapia, telepsicoterapia, ciberterapia, terapia robótica, dentre outras. Todos esses nomes indicam o uso das novas tecnologias de informação veiculando de alguma forma as TCC. Diversas evidências científicas demonstraram os efeitos de intervenções digitais baseadas na TCC no tratamento de diferentes transtornos mentais em populações adultas[6].

Têm-se abordado depressão e seus sintomas, transtorno de ansiedade generalizada, transtorno de pânico, transtorno de ansiedade social, agorafobia, transtorno de estresse pós-traumático, insônia, hipocondria, transtornos alimentares, transtorno obsessivo-compulsivo, cefaleia e outros problemas relacionados à Medicina Comportamental, como tinido. Diversas faixas etárias, da infância à terceira idade, também têm sido contempladas[7].

Intervenções digitais baseadas na TCC são realizadas por um profissional de saúde mental (guiadas) ou através de programas de computador (autoguiadas), usando as TIC. Estas incluem, mas não se limitam a, telefone, dispositivo móvel, videoconferência interativa, e-mail, chat, texto e internet (por exemplo, sites de autoajuda, blogs e mídias sociais). Diferentes tecnologias podem ser usadas em várias combinações e para diferentes propósitos durante o cuidado à distância. As tecnologias podem aumentar os cuidados presenciais tradicionais (por exemplo, materiais psicoeducacionais on-line após uma sessão de terapia presencial) ou ser usadas como serviços autônomos (por exemplo, terapia por videoconferência). Novas abordagens de cuidados "híbridos" que combinam sessões de terapia (face a face, ou via vídeo, telefone ou chat) e soluções digitais de autoajuda surgiram como estratégia para manter uma colaboração ativa do paciente no tratamento e, ao mesmo tempo, fornecer apoio na forma de componentes de autoajuda on-line, para reduzir o tempo do terapeuta em comparação ao tratamento-padrão[5].

Um estudo com 3.876 pessoas chegou à conclusão de que a TCC digital autoguiada é significativamente mais eficaz na redução dos sintomas de depressão, em comparação ao tratamento face a face[8].

> Para o uso dessas ferramentas digitais de tratamento são necessários uma plataforma eletrônica estável, uma conexão com a internet segura se for acontecer interação direta com o terapeuta e uma avaliação clínica, questionários para administração on-line com validação psicométrica, um programa de tratamento ou baseado em textos escritos ou interativo com componentes de realidade vir-

tual e aplicativos, tarefas de casa com *feedback*, apoio para auxiliar a completar as tarefas e acompanhar o progresso durante o tratamento[9].

Os formatos desenvolvidos e usados para fornecer cuidados de saúde mental à distância tem sido diversificados e estão se tornando cada vez mais complexos tecnologicamente. Neste capítulo, as aplicações da TCC digital serão classificadas em síncrona e assíncrona, baseadas na forma de comunicação entre o terapeuta ou programa e o paciente.

TERAPIA DIGITAL SÍNCRONA

A comunicação síncrona é qualquer forma de comunicação ao vivo que exige que todas as partes envolvidas em uma conversa estejam presentes ao mesmo tempo no mesmo lugar (virtual). Isso requer que a conversa ocorra quando ambas as partes estão disponíveis. Na prestação de saúde mental, terapias on-line síncronas podem acontecer via videochamada e troca de mensagens de texto "ao vivo" (chat). A terapia por vídeo ou chat é uma abordagem que utiliza a tecnologia de videoconferência ou programas e plataformas digitais para fornecer intervenções terapêuticas e serviços de saúde mental a distância em tempo real.

Vários estudos já demonstraram que a psicoterapia por vídeo é uma alternativa viável para a terapia presencial (face a face)[10,11]. Uma metanálise comparando TCC por vídeo com terapia face a face chegou à conclusão de que não existem diferenças entre esses formatos de tratamento[12].

Uma vantagem da psicoterapia por chat é a eliminação da pressão de sentar-se diante de uma pessoa física (mesmo sendo por vídeo), especialmente para populações mais jovens[13].

A troca de mensagens por texto pode acontecer de uma forma manual, envolvendo um profissional de saúde mental, ou automatizada, usando um *chatbot* (programa de computador que simula conversas humanas). O uso de *chatbots*, um termo que vem da união das palavras em inglês *chat* (conversa) e *bot* (robô), é capaz de fornecer intervenções digitais de uma forma completamente automatizada. *Chatbots* são programas de computador capazes de manter uma conversa com um ser humano de forma automatizada e baseada em um roteiro predefinido e criado por um profissional de saúde mental, por exemplo. Essa tecnologia inovadora potencializa o acesso aos cuidados radicalmente, pois permite atender grande número de pessoas simultaneamente.

Em comparação com um grupo de controle, intervenções baseadas em texto síncrono mostraram melhora pós-tratamento, e intervenções síncronas baseadas em texto parecem ser tão eficazes como o tratamento habitual, embora os resultados tenham sido um tanto variados. Resultados mistos são provavelmente explicados, pelo menos em parte, pela alta variabilidade no desenho de intervenção[9].

TERAPIA DIGITAL ASSÍNCRONA

A comunicação assíncrona é um método de comunicação segmental, em que as partes envolvidas podem interagir em momentos diferentes e apropriados para elas. Nessa modalidade e com o envolvimento constante de um especialista em TCC, a terapia está sendo fornecida via e-mail, mensagens de texto ou envio de arquivos. Por causa do lapso de tempo dessa comunicação assíncrona, a terapia baseada em texto é diferente da presencial tradicional e da terapia por vídeo, que, em comparação, são bastante próximas uma da outra.

Na terapia baseada em mensagens de texto, o paciente pode enviar mensagens ao terapeuta a qualquer momento, em uma janela de bate-papo segura em seu computador ou telefone, e o terapeuta responde com frequência combinada (diariamente, semanalmente etc.). Embora também exista a possibilidade de agendar uma sessão de "texto ao vivo" em algumas plataformas, esse não é o uso principal. Escrever em uma janela de bate-papo pode ser uma experiência mais tranquila do que contar seus problemas em voz alta. E o próprio ato de escrever pode proporcionar alívio. Porém, existe pouca evidência científica até agora sobre a terapia baseada em mensagens de texto.

Outro exemplo que não requer participação constante de um profissional do outro lado é a autoajuda guiada on-line. Desde seus primórdios, houve a preocupação com a dificuldade de acesso ao tratamento ou com o número reduzido de profissionais treinados e disponíveis, ou pela distância de locais onde o tratamento possa ser ministrado. Uma maneira de lidar com o desafio dos tratamentos alternativos que sejam acessíveis e mais baratos é oferecer tratamento psicológico na forma de autoajuda guiada pela internet.

Formas de tratamento baseadas na autoajuda estão disponíveis à distância através de livros, apoio de amigos e familiares, telefones e, assim que surgiu a internet, mídias sociais e aplicativos de celulares[14]. Uma qualidade das TCC é sua preocupação com a eficácia e compreensão do processo de melhora. O uso de material de autoajuda foi estudado por meio de ensaios clínicos com metodologia rigorosa, com resultados amplamente favoráveis[15]. Estudos que compararam a autoajuda guiada e a terapia face a face para ansiedade e depressão demonstraram que ambos os formatos de tratamento são equivalentes com relação a diversos desfechos[16].

Muitos tratamentos foram desenvolvidos e cientificamente avaliados antes da internet e distribuídos como CD-ROM[17]. Esses programas foram adaptados, e as avaliações clínicas passaram a ser on-line. Outras modalidades criadas foram a realidade virtual[18], a modificação do viés cognitivo – a qual, baseada nas teorias de processamento seletivo de informação, cria exercícios práticos muitas vezes não verbais – e o treino de atenção. Os resultados são mistos, e o campo ainda está em seus primórdios[14].

REFERÊNCIAS BIBLIOGRÁFICAS

1. Gratzer D, Khalid-Khan F. Internet-delivered cognitive behavioural therapy in the treatment of psychiatric illness. CMAJ. 2016;188(4):263-72.
2. Beck JS. Terapia cognitiva: teoria e prática. Porto Alegre: Artes Médicas; 1997.
3. Knapp P. Terapia cognitivo-comportamental na prática psiquiátrica. Porto Alegre: Artmed; 2004.
4. Rangé B. Psicoterapias cognitivo-comportamentais: um diálogo com a Psiquiatria. Porto Alegre: Artmed; 2001.
5. Bouchard M, Granger R, Ladouceur R. Historique et principes. In: Ladouceur R, Bouchard M, Granger R, editores. Principes et applications des thérapies behaviorales. Quebec: Edisem; 1979.
6. Topooco N, Berg M, Johansson S, Liljethörn L, Radvogin E, Vlaescu G, et al. Chat- and internet-based cognitive-behavioural therapy in treatment of adolescent depression: randomised controlled trial. BJPsych Open. 2018;4(4):199-207.
7. Lindefors N, Andersson G. Guided internet-based treatments in Psychiatry. Heidelberg: Springer; 2016.
8. Karyotaki E, Riper H, Twisk J, Hoogendoorn A, Kleiboer A, Mira A, et al. Efficacy of Self-guided Internet-Based Cognitive Behavioral Therapy in the Treatment of Depressive Symptoms: A Meta-analysis of Individual Participant Data. JAMA Psychiatry. 2017;74(4):351-9.
9. Andersson G. The internet and CBT: A clinical guide. Boca Raton: CRC Press; 2014.
10. Backhaus A, Agha Z, Maglione ML, Repp A, Bridgett B, Zuest D, et al. Videoconferencing psychotherapy: a systematic review. Psychol Serv. 2012;9(2):111-31.
11. Hungerbüehler I, Valiengo L, Loch AA, Rössler W, Gattaz WF. Home-Based Psychiatric Outpatient Care Through Videoconferencing for Depression: A Randomized Controlled Follow-Up Trial. JMIR Ment Health. 2016;3(3):e36.
12. Andersson G, Cuijpers P, Carlbring P, Riper H, Hedman E. Internet-based vs. face-to-face cognitive behaviour therapy for psychiatric and somatic disorders: a systematic review and meta-analysis. World Psychiatry. 2014;13(3):288-95.
13. Sindahl TN. Chat Counselling for Children and Youth – a Handbook. Child Helpline International; 2013.
14. Andersson G, Carlbring P, Lindefors N. History and current status of IBCT. In: Lindefors N, Andersson G. Guided internet-based treatments in Psychiatry. Heidelberg: Springer; 2016.
15. Watkins PL, Clum GA. Handbook of self-help therapies. Nova Iorque: Routledge; 2008.
16. Cuijpers P, Donker T, van Straten A, Andersson G. Is guided self-help as effective as face-to-face psychotherapy for depression and anxiety disorders? A meta-analysis of comparative outcome studies. Psychol Med. 2010;40(12):1943-57.
17. Marks IM, Cavanagh K, Gega L. Hands-on help. Computer-aided psychotherapy (Maudsley Monograph 49). Hove: Psychology Press; 2007.
18. Gebara CM, Barros-Neto TP de, Gertsenchtein L, Lotufo-Neto F. Virtual reality exposure using three-dimensional images for the treatment of social phobia. Revista Brasileira de Psiquiatria. 2015;1:1-5.

5

Psicologia do sentido

Élison Silva Santos

INTRODUÇÃO

No início do século XX, há pouco mais de 100 anos, as escolas ensinavam que havia alguns poucos planetas no universo, nosso sistema solar representava um universo quase infinito para a compreensão da época, e esse conhecimento prevaleceu praticamente o mesmo até o fim do século XX.

O avanço da tecnologia dos telescópios nos proporcionou descobrir um universo inimaginável. Em 2020, os astrônomos estimam que possa haver mais de 200 bilhões de galáxias, e estudos recentes demonstram que esse número pode ser na verdade 10 vezes maior. Tudo isso foi possível com o desenvolvimento tecnológico, a construção de telescópios superpotentes e a curiosidade de cientistas de diferentes áreas e diferentes países[1].

A busca pela compreensão da vida e do universo é uma constante e, embora a maioria de nós ainda não tenha se dado conta de todas essas descobertas, elas estão acontecendo e estamos inseridos nesse espaço do universo e nesse específico tempo da história. Que sentido tem a nossa vida?

No início do século XX, um adolescente vienense fazia essa mesma pergunta ao participar de uma aula em que seu professor de história natural afirmava que a "vida nada mais era que um processo de combustão e oxidação". Mas a vida seria apenas isso? Quando confrontadas com as descobertas do telescópio Hubble, algumas pessoas se sentem amedrontadas; a percepção de que o universo é tão grande lhes dá a ideia de sua pequenez e as faz se sentirem inseguras, experimentando sentimentos de angústia. Outras, por outro lado, se sentem felizes, manifestam sua curiosidade, experimentam sentimentos de força e orgulho, um certo poder que manifestam como gratidão por fazerem parte dessa realidade tão grandiosa. O que faz com que esses dois tipos de reações se manifestem em diferentes pessoas ante a mesma realidade?

Viktor Frankl, esse adolescente que se perguntou sobre o sentido da vida na aula de história, cresceu e se tornou um médico, especialista em Psiquiatria e Neurologia, e decidiu estudar essas realidades humanas, buscando compreender o que movia o ser humano. Sua busca por respostas encontrou um caminho que ele mesmo ajudou a construir com sua teoria, ao longo de mais de 60 anos: a Logoterapia e a Análise Existencial, conhecida como a terceira escola vienense de Psicologia e definida como a terapia do sentido da vida.

O SENTIDO DA VIDA

A vida tem sentido? Ante essa pergunta, uma segunda surge automaticamente: se a vida tem sentido, qual é o sentido da vida? Para que existimos? Essa questão também se subdivide para o sentido individual e coletivo, pois buscamos compreender o sentido da existência de nosso planeta, da raça humana como um todo e o sentido específico de nossa própria existência individual, o para quê de minha própria vida.

É comum que, em algum momento, ouçamos um adolescente esbravejar para seus pais a seguinte frase: “Eu não pedi para nascer!” – ou em muitas situações, ainda que no silêncio de seu quarto, cada pessoa pode se questionar sobre as razões pelas quais nasceu naquela família, naquele tempo e espaço, naquela específica circunstância. Não é difícil ouvir pessoas reclamarem que gostariam de ter nascido em outra época, em outro país, em um país mais desenvolvido, em um momento histórico menos conturbado. A atitude diante da própria vida é um movimento existencial e, em certos momentos, pode ser de negação, de fuga, de esquiva da realidade, mas em todos os momentos é de manifestação de uma busca interna pelo sentido. Todas essas manifestações racionalizadas ou não carregam em si esta questão: qual o sentido da vida?

É fato que, ao encontrar um caminho que traga sentido para a vida, a pessoa não precisa ficar constantemente se questionando. Um pai que encontrou o sentido da vida em cuidar de sua família canalizará todas as suas atividades em prol desse sentido, dessa forma seu trabalho, seus estudos, suas relações sociais e até mesmo o cuidado que ele tem com sua saúde estarão revestidos desse propósito de estar bem e executar tudo em prol de sua família. Contudo, mesmo esse pai, em algum momento, poderá se deparar com o desafio de lidar com a frustração desse sentido, caso sua esposa o deixe, se seus filhos o negarem ou falecerem, se sua família se desfizer, se perder o trabalho que os sustenta – provavelmente esse pai se verá questionando novamente sobre o sentido da vida para enfrentar o futuro que o espera.

A questão do sentido se apresenta muito comumente na vida dos adolescentes que se preparam para tomar decisões importantes sobre o rumo que tomarão, e, ainda que se decidam por uma profissão e iniciem uma faculdade ou um relacionamento amoroso, não possuirão a certeza de que no futuro aquela decisão continuará trazendo sentido para a sua vida.

Deparar-se com a questão do sentido não é algo em si negativo, pois é diante da dúvida que podemos nos abrir para as possibilidades, contudo, a questão pode trazer angústia, pois, ou a pessoa pode se ver diante de muitas possibilidades e escolher uma delas será angustiante, ou pode se ver diante de nenhuma possibilidade, o que representaria uma limitação em sua capacidade de perspectiva. Em ambos os casos, a pessoa precisará de ajuda, e a psicoterapia é a melhor indicação.

Só buscamos aquilo que julgamos existir. Uma pessoa pode duvidar se o sentido existe, mas mesmo seu ceticismo representa a existência de um sentido.

> O último ou, se prefere, o primeiro problema do ceticismo radical refere-se ao "sentido do ser". Mas perguntar pelo sentido do ser carece de sentido, porquanto o "ser" antecede o "sentido". Com efeito, o ser do sentido já se pressupõe no problema do sentido do ser. O ser é, digamos assim, aquele muro para trás do qual não podemos ir nunca, por muito que questionemos[2].

Talvez, possamos dizer que, enquanto o cético duvida que a vida tenha sentido, ele está intimamente buscando um sentido para a sua própria existência, ainda que o encontre assumindo o papel de questionador do sentido, revestindo-se da identidade de "cético", configurando um papel social no qual ele pode ainda se realizar como pessoa, de um modo que poderíamos dizer que o sentido de sua vida é ser um crítico teórico e prático do "sentido" da vida.

UMA EXISTÊNCIA NAS NUVENS

Sim, neste capítulo estamos falando sobre a psicologia do sentido nas consultas terapêuticas on-line, mas para isso precisamos entender o contexto que estamos vivendo. Há pouco mais de cem anos, nenhuma dessas duas expressões existia; nossos tataravós não tiveram acesso a uma psicologia do sentido, muito menos a qualquer serviço de saúde on-line. Embora a internet tenha surgido em 1969, foi apenas nos anos 1990 que ela começou a se popularizar no Brasil, e apenas em 2008 que o wifi surgiu, seguido pelos sistemas de celular como o Android. Os nascidos antes dos anos 1990 lembram-se de um mundo completamente diferente dos nascidos depois dos anos 2000.

Hoje, quando nós, psicólogos, ligamos nossos computadores para atender um paciente que busca o atendimento on-line, deparamos com diferentes realidades, com idosos nascidos antes dos anos 1960, com os adultos de diferentes idades e os adolescentes cuja visão de mundo se constituiu justamente através daquela mesma tela. Se a vida tem sentido em cada circunstância, como compreender a vida e o mundo nos dias de hoje?

Algumas estatísticas a respeito do mundo on-line atualizadas em 2019 nos revelam dados importantes: mais de 5,12 bilhões de pessoas utilizam o telefone celular, mais de 4,6 bilhões de pessoas utilizam a internet em todo o mundo e, dessas, mais de 3,7 bilhões utilizam as mídias sociais. Esses números revelam que não são apenas os adolescentes que estão on-line, mas também as senhoras e os senhores que agora fazem compras compras através da internet. A Nasdaq estima que, até 2040, 95% de todas as compras realizadas no mundo serão feitas on-line[3].

Os atendimentos psicológicos on-line chegaram e chegaram para ficar. Ainda que surjam novas formas de atendimento e comunicação, o ser humano continua sendo ser humano, trazendo suas características que permanecem intactas, apesar das mudanças e transformações trazidas pelo tempo, pela evolução e pelo desenvolvimento tecnológico.

É esse ser humano que hoje desbrava o mundo em uma viagem diária não acima, nem abaixo, mas dentro da tão conhecida nuvem, expressando-se e interagindo com milhões de pessoas por meio de postagens no Facebook, Instagram, Twitter, TikTok, YouTube, WhatsApp, Telegram e tantos outros.

As consultas terapêuticas on-line trazem desafios. Segundo Cipolletta[4], o atendimento deve lidar com questões como a definição do problema inicial da relação paciente e terapeuta, ou seja, o reconhecimento da necessidade do atendimento on-line, principalmente pela impossibilidade do atendimento presencial. Devem-se então estabelecer motivações para o uso da tecnologia, além de ser necessário estar ciente das rupturas tecnológicas, tais como as interrupções e as falhas que o sistema pode apresentar. Os desafios também estão relacionados à privacidade que é fundamental, à dificuldade de controle sobre o ambiente em que especialmente o paciente está inserido.

Ainda segundo Cipolletta[4], são frequentes os pedidos para que as sessões on-line sejam intercaladas com sessões presenciais, o que indicaria que as primeiras deveriam ser mais complementares e não substitutas das últimas. De fato, o atendimento presencial é comprovadamente eficiente e traz menos limitações de comunicação, devendo ser sempre mais privilegiado.

LOGOTERAPIA E ANÁLISE EXISTENCIAL

Considerada a terceira escola vienense de Psicologia, a Logoterapia é uma abordagem psicológica que tem seu foco no sentido da vida. Desenvolvida pelo psiquiatra vienense Viktor Frankl, suas principais influências filosóficas e antropológicas foram as obras de Nikolai Hartmann (1882-1950) sobre a Ontologia Dimensional e a Teoria dos Estratos, Martin Heidegger (1889-1976) sobre o ser-no-mundo, ser com os outros, relacionamentos autênticos e inautênticos, Max Ferdinand Scheler (1874-1928), sobre a hierarquia de valores, a visão de pessoa, intuição e temporalidade, Karl Jaspers (1883-1969), sobre ser que decide, situação-limite e transcendência, e Ludwig Binswanger (1881-1976), sobre a abertura para o mundo.

Frankl insere no contexto da clínica psicológica a dimensão noética, de forma que em sua Ontologia Dimensional o ser humano é visto como um ser biopsicoespiritual. É graças a essa compreensão que Frankl afirma que "o homem precisa de uma certa medida de tensão, de uma medida saudável e doseada de tensão. Não se trata de homeostase a qualquer preço, mas sim de noodinâmica". Esta noodinâmica representa "o campo de tensão polar que se abre entre o homem e o sentido, ininterrupta e irrevogavelmente nele expectante, da sua realização"[2].

Numa discussão teórico-crítica com a psicanálise, Frankl confronta o conceito de homeostase, apresentando que para o ser humano é mais saudável a vivência de uma certa tensão do que a esquiva das possibilidades de tensão, muitas vezes interpretada como a necessidade de realizar o prazer a qualquer preço. "Na prática, a Logoterapia acaba por estabelecer um confronto entre a existência e o *logos*. Em teoria, não faz mais do que tomar o *logos* por motivação da existência"[2].

Estabelece-se uma dinâmica motivacional, na qual a pessoa é interpelada pelo sentido da vida e se torna capaz de suportar a tensão existente nos processos para realizar o sentido, tal como Nietzsche expressava, ao afirmar que "aquele que tem um porquê para viver, enfrenta quase todos os comos". Dessa forma, a vontade de sentido estabelece a linha de tensão envolvendo a liberdade da vontade e o próprio sentido da vida.

Frankl reconhece a existência de uma objeção contra esse pensamento: "salta à vista uma objeção: confrontando a existência com o *logos,* numa ordenação da pessoa ao mundo do sentido e dos valores, não se estará exigindo demais ao homem?". Contudo, oferece ele mesmo uma resposta: "Prescindindo de que hoje em dia há menos razões para temer semelhante coisa, cumpre observar que tais receios são radicalmente descabidos, na medida em que ainda se apoiam no princípio da homeostase, ultrapassado já desde von Bertalanffy. No âmbito da Neurologia e da Psiquiatria, foi Kurt Goldstein quem conseguiu demonstrar que o princípio da *tension reduction*, a que se reportam continuamente as hipóteses psicanalíticas e psicodinâmicas, representa, a rigor, um princípio patológico patente: o que normalmente se ajusta ao homem é o suportar tensões e o orientar-se em direção aos valores, e não o esquivá-los a todo custo"[2].

Desde 1929, Frankl já considerava três grupos de valores como possibilidades de encontrar um sentido para a vida, "até seu último instante, até o último suspiro"[5]. Dessa forma, além de existir um sentido vinculado a cada situação, há o que Frankl chama de universais de sentido, "que se prendem à *condition humaine* enquanto tal, e é a estas possibilidades gerais de sentido que se chamam valores". É importante compreender o que Frankl entende por valores, reconhecendo que "é verdade que o homem experimenta uma degradação de valores, princípios éticos e morais, de validade mais ou menos geral: com o decurso da história, esses valores degradam-se efetivamente, cristalizando nos quadros da sociedade humana. Essa degradação, porém, vem a ser para o homem o preço pago por declinar de si os conflitos. Não se trata aqui propriamente de conflitos de consciência; de resto, tais conflitos não existem na realidade, pois é inequívoco o que a consciência dita a cada um. O caráter de conflito é antes inerente aos valores"[2].

AS TRÊS CLASSES DE VALOR

Valores de criação

A possibilidade de acessar em nós a criatividade é uma dádiva da vida, pois permite que encontremos caminhos diversos para vivenciar cada instante. Somos capazes de imaginar, tomar atitudes diante daquilo que imaginamos, trazer nossas ideias para a realidade, executar os pensamentos transformando-os em ações. Um ser humano diante do nada é uma força criadora.

Tomemos como exemplo as crianças. É interessante, pois, quando elas estão sozinhas, inventam uma brincadeira, uma forma de passar o tempo, tudo isso devido à sua capacidade de criação. É curioso, ainda, como muitos pais não se cansam de dar brinquedos para seus filhos, o que não representa necessariamente algo negativo, pois, dependendo dos brinquedos, podem auxiliar no processo criativo; mas o interessante é que muitas vezes as crianças transformam os próprios brinquedos para que eles se adequem às suas estórias inventadas. Dessa forma, uma boneca pode virar uma médica, um carrinho pode virar um avião, e, mesmo que a criança não tenha brinquedo algum, qualquer pedaço de madeira pode se transformar em tudo que ela imaginar.

Quando crescemos, podemos criar limitações para a nossa criatividade, pois vamos nos deparando com uma escala de valores sociais funcionais, ou seja, só vale a pena criar algo que nos dê retorno financeiro, caso contrário isso não terá valor, não será admirado, mas esse é um equívoco, pois tudo criar é algo que não tem preço para a nossa saúde mental.

Muitas pessoas descobrem na pintura, no desenho, no artesanato, uma forma terapêutica de lidar com sua ansiedade, e esse caminho muitas vezes é indicado por terapeutas e médicos, mas deveríamos abrir espaço para a criatividade, independentemente da função que esse espaço tenha, pois criar é humano e faz bem.

A arte é um caminho excelente para esse processo criativo, e em cada um de nós há uma veia artística. Novamente precisamos nos lembrar de que nossa criação não deve estar voltada para a funcionalidade, pelo menos não como principal objetivo; então, não importa que você não seja um Michelangelo, e sim que encontre na pintura uma forma de expressar seus sentimentos, ou na escrita de versos, contos, poemas ou simplesmente textos de reflexões. Quantas pessoas encontram seu caminho criativo na gastronomia ou aprendendo algum instrumento, ou mesmo cantando?

Os valores de criação também estão relacionados a inventar algo para fazer. Por que todos os finais de semana têm de ser iguais? Por que não fazer algo diferente? Por que todas as noites têm de ser iguais? Por que sempre pegar o mesmo caminho para o trabalho? Muitas vezes nossa mente se cansa, nos tornamos enfadados, mas a solução para isso está logo ali, dentro de nós mesmos.

Valores de vivência

Não apenas podemos criar, mas somos visitados diariamente por incontáveis estímulos e circunstâncias, e a forma como lidamos com tudo isso pode trazer sentido para a nossa vida.

Os valores de vivência estão relacionados à possibilidade de que temos de interagir com o mundo à nossa volta, apreciar as coisas, as pessoas, a natureza, as oportunidades de encontro e vivências. Tudo que nos acontece pode representar uma oportunidade de realizarmos um valor vivencial e encontrarmos um sentido para a nossa vida naquela circunstância específica.

Você já percebeu que o céu tem diferentes tons de azul? Se você olha para o céu de manhã, na hora do almoço e da tarde, e se você olha para o céu todos os dias da semana, você vai perceber que a cada dia, dependendo de como está o tempo, aquela parte do céu está com um tom diferente de azul. Todos esses tons são maravilhosos e podem despertar sentimentos diversos de gratidão e prazer.

Você já percebeu como cada árvore possui uma gama incontável de detalhes em seus galhos, folhas, flores e tronco? Quantas pessoas passam por você a cada dia? Cada uma delas está vivendo situações diferentes. De que forma você interage com todas essas pessoas? Não é preciso ser amigo de todos, mas podemos oferecer um simples bom-dia, um sorriso, um olhar de atenção, porque isso não apenas pode fazer bem para essas pessoas, como certamente também desperta em nós mesmos esses valores vivenciais que nos ajudam a encontrar sentido ao nosso dia.

Certa vez, caminhando em meu bairro, cumprimentei um senhor que passava por mim com um bom-dia. Ele parou e me disse: "Há muito tempo ninguém me cumprimenta, é muito bom ouvir um bom-dia!".

Vivemos em um planeta maravilhoso, mas investimos muito pouco tempo em apreciar as belezas do mundo à nossa volta. Os valores vivenciais podem também ser experimentados nas circunstâncias do trabalho, na interação com as pessoas e inclusive com os problemas; tudo pode ser uma oportunidade de realizarmos sentido.

Valores de atitude

Nem sempre podemos controlar as situações ao nosso redor. Somos convidados pela vida a sermos criativos, a aproveitar ao máximo as situações que vivemos, mas há momentos em que o sofrimento bate à nossa porta, situações que não nos trazem prazer, que não nos mostram nada de belo e que provocam em nós sentimentos de tristeza e angústia.

É quando perdemos alguém querido, quando nos deparamos com uma doença, quando nos vemos em meio a desastres naturais ou catástrofes sociais provocadas pela violência, crises econômicas sociais ou pessoais. Muitas vezes a vida nos impõe situações difíceis. Quando isso acontece, podemos dizer que a vida perde o sentido? Certamente que não, mas como encontrar o sentido em situações assim?

O caminho é a mudança interior: se não posso mudar a situação, posso mudar a mim mesmo, minha atitude diante da situação. Darwin já dizia que quem sobrevive não é nem o mais inteligente, nem o mais forte, mas aquele que se adapta. Essa afirmação faz muito sentido quando analisamos a possibilidade de acessar os valores de atitude. Precisamos nos adaptar, e essa adaptação tem como objetivo a manutenção da nossa saúde emocional.

A morte é a grande questão da vida humana. Quando perdemos alguém querido, enfrentamos o maior de todos os limites da vida, o fim de uma existência factual, pois aquela pessoa não mais está presente e nunca mais estará. Essa é uma dor que provoca em nós um processo que chamamos de luto, pois leva tempo para nos acostumarmos com essa ausência. Algumas pessoas podem ter mais dificuldade de lidar com o luto quando não estão dispostas a aceitar a perda, portanto, buscar a aceitação, tomar uma atitude de esperança diante da vida, apesar da perda, é experimentar um valor de atitude e dar espaço para encontrar o sentido da vida apesar do sofrer.

Assim acontece com uma doença e tantos outros momentos de sofrimento. No livro *Em busca de sentido*, Viktor Frankl relata suas experiências nos campos de concentração. É possível aprendermos muito com seus relatos, pois foram situações extremas de perda de muitos entes queridos, de presenciar mortes diariamente e de estar constantemente diante do risco da própria morte. A atitude interna de permanecer vivo, de fazer um voto de esperança para si mesmo, significou a possibilidade de salvar a própria vida em diversas circunstâncias.

A PANDEMIA E O ATENDIMENTO ON-LINE

Para cada circunstância, algumas possibilidades diferentes, assim a humanidade enfrenta este que é o maior desafio dos últimos tempos: a pandemia de covid-19. Os atendimentos on-line, que antes aconteciam com pouca intensidade, apenas em situações de impossibilidade do acesso presencial, agora se tornaram a principal forma de atendimento psicológico, e milhões de pessoas começaram a utilizar esse recurso. Isso significou uma mudança importante na vida dos pacientes e também dos psicólogos.

Perdeu-se a possibilidade do toque, do abraço, da observação dos gestos corporais, daquela dinâmica relacional em que ambos, terapeuta e paciente, interagem no mesmo ambiente em que estão inseridos, abrindo-se um novo ambiente, de ligações de videochamada, por meio dos mais diversos aplicativos. A pandemia significou um *boom* no aumento dos atendimentos on-line e todos estamos nos adaptando, porque, no final das contas, a principal ferramenta da terapia é a fala.

Na Logoterapia acontece um encontro pessoal entre dois seres humanos, em que o psicólogo não apenas ouve, mas muitas vezes diz aquilo que o paciente não quer ouvir. Há um enfrentamento em busca da verdade, uma verdade que precisa ser vislumbrada, reconhecida pelo paciente, a verdade de sua própria vida, de suas inquietações interiores, despertadas pela voz de sua própria consciência.

Ao psicólogo não cabe o julgamento da vida alheia, mas o apoio necessário, através de diferentes técnicas, para que a pessoa encontre os caminhos para responder ao que a vida lhe pede em cada circunstância – não apenas isso, mas também o caminho da saúde existencial, uma vez que, independentemente de cada transtorno psíquico, a pessoa pode experimentar uma atitude positiva diante da própria vida. Uma positividade que não esteja, de forma alguma, alienada da realidade, ao contrário, profundamente enraizada na realidade e nas possibilidades, em uma dinâmica de liberdade e responsabilidade.

Os atendimentos on-line ampliados durante a pandemia também trouxeram a oportunidade de uma aproximação entre o paciente e o psicólogo, por mais paradoxal que isso pareça. Estando em isolamento social, o psicólogo teve de atender o paciente de sua casa, e isso permitiu que este conhecesse ao menos um pouco da realidade do psicólogo, e o psicólogo teve a oportunidade de conhecer um pouco mais da realidade de seu paciente.

O encontro verdadeiramente humano é parte fundamental no processo terapêutico, e as consultas terapêuticas on-line podem facilitar esse encontro. O recurso audiovisual é muito importante, pois oferece a possibilidade da observação ao menos do rosto e de suas expressões faciais, além da possibilidade de essas consultas serem feitas apenas com o áudio, se for a única forma acessível. Mesmo os e-mails ou mensagens escritas podem servir para um processo terapêutico, ainda que se distanciem da dinâmica relacional do encontro audiovisual. Em todo caso, o mais importante é que o paciente possa, de alguma forma, encontrar o suporte psicólogo de que necessita.

MENS SANA IN INTERNET

Mente sã na internet! Isso é possível? Os jovens das gerações passadas saciavam sua sede de conhecimento buscando em diferentes lugares e de diferentes formas, nas bibliotecas, na aquisição de livros, revistas, jornais, escolas e faculdades, nos encontros presenciais com palestrantes. Ainda que hoje possamos fazer isso, o fato é que a internet inaugurou uma nova forma de busca pelo conhecimento, quase todo o mundo de conhecimentos a um clique.

Para muitos adolescentes a pandemia representou a oportunidade de ficarem mais tempo ainda conectados. Um bom número deles não está reclamando de ficar em casa exatamente porque pode satisfazer muito de seus anseios na rede. É possível ter acesso aos conhecimentos, mas também ao entretenimento, não apenas ao que os professores e especialista sabem e pensam sobre os assuntos, mas sobre o que os outros adolescentes e jovens, hoje conhecidos como *youtubers* e influenciadores digitais, também pensam sobre tudo.

Há um excesso de informação que não necessariamente significa possibilidade de conhecimento. Um documentário produzido pela Netflix, *O dilema das redes*, entrevistou vários executivos das maiores empresas da internet e demonstrou como os conteúdos que recebemos nem sempre são exatamente o que estamos procurando. Os algoritmos que comandam essa gigantesca rede estão programados para nos dar o que os anunciantes querem vender, por isso é preciso ter cuidado.

Não basta conhecer a internet, é preciso conhecer os mecanismos que a governam, para que possamos utilizá-la a nosso favor e não o contrário. A máxima é a de que, se você não está pagando pelo serviço, então você é o produto. As contas de e-mail, as páginas das redes sociais, tudo isso precisa ser usado com sabedoria.

Em meados do século passado, Viktor Frankl falava e relatava estudos que comprovavam que os jovens buscavam os psiquiatras questionando sobre o sentido de sua vida, muitos deles duvidando desse sentido. Frankl falava de um enfraquecimento das tradições, pois sem elas as pessoas não sabiam o que deviam fazer. Hoje, não apenas enfrentamos a perda de tradições, como podemos ter terceirizado a fonte de nossos conhecimentos.

A consulta terapêutica on-line em Logoterapia no ano 2020 não apenas aborda as angústias do paciente, mas também deve promover o despertar de sua consciência, abordando o mundo em que vive e questionando-o sobre os incontáveis conflitos éticos que o mundo lhe propõe. Todos, velhos e jovens, corremos o risco de ver o mundo de forma limitada, seja pela rigidez de nossos pensamentos, seja pelo medo do diferente, seja pelo conteúdo limitado de assuntos que seguimos nas redes sociais.

> A consciência faz parte dos fenômenos especificamente humanos. Poderíamos defini-la como a capacidade intuitiva para seguir o rasto do sentido irrepetível e único que se esconde em cada situação. Numa palavra: a consciência é um órgão de sentido. Sendo um órgão de sentido precisamos ouvir sua voz e mesmo assim podemos nos enganar, até o último suspiro, não sabe o homem se realmente terá realizado o sentido da sua vida ou se apenas se terá iludido: *ignoramus, ignorabimus*[2].

Para que nossa consciência esteja mais próxima da verdade, é preciso que ela seja alimentada de conhecimento, de experiências, de abertura para diferentes possibilidades.

É preciso ampliar constantemente a nossa cosmovisão, a visão que temos da vida e do mundo que vivemos. O conhecimento científico e empírico também se reveste de diferentes facetas em cada cultura, em cada parte do planeta. Conhecer a vida é uma missão para toda uma vida, e promover essa expansão da cosmovisão é também papel do terapeuta.

SER PSICÓLOGO ON-LINE EM TEMPOS DE PANDEMIA

Em seu livro *A vontade de sentido: fundamentos e aplicações da Logoterapia*, Viktor Frankl relata que recebeu um telefonema às três da manhã de uma senhora que estava decidida a se suicidar, e que ofereceu a ela todos os argumentos a favor da vida e contra esse ato. Depois de trinta minutos ao telefone, desligou quando ela lhe prometeu que o visitaria no hospital. Quando ela o visitou, ficou claro que nenhum de seus argumentos a havia impressionado. "A única razão pela qual ela havia decidido não cometer o suicídio foi o fato de que, ao invés de ficar bravo com ela porque me perturbou e despertou no meio da noite, tive a paciência de escutá-la e conversar com ela por meia hora. Um mundo no qual isto é possível, ela pensou, é um mundo no qual vale a pena viver"[6].

Certamente não se advoga aqui que todos estejamos 24 horas de plantão para atender a todos que nos procuram, pois isso seria humanamente impossível, mas demonstra que a disposição para o encontro com a realidade do outro é fundamental. Esse fato, relatado por Frankl nos anos 1960, poderia ter sido uma consulta terapêutica on-line emergencial, mas foi por telefone.

Antes da Segunda Guerra Mundial, Frankl atendia em seu consultório, mas as forças nazistas o confiscaram e Frankl passou a atender na casa de seus pais; depois da guerra, também costumava atender em casa. Seja pelo telefone, seja em casa, grandes psicólogos não apenas exerceram seu papel clínico, mas desenvolveram grandes teorias que se tornaram fundamento para as ciências psicológicas atuais. Hoje, no conforto de nossas casas e consultórios, podemos realizar agendamentos on-line e acessar aqueles que nos procuram por inúmeras razões, tudo isso com um efeito muito positivo para a sociedade.

O serviço psicológico particular tem um custo relativamente alto para a maioria da população, mas existem os serviços públicos que permitem que o raio de atuação do psicólogo se amplie. O Escritório de Saúde Mental, da Pró-Reitoria de Graduação da Universidade de São Paulo, é um exemplo disso, pois permite que os quase cem mil alunos da USP tenham um atendimento primário gratuito que hoje, por conta da pandemia, acontece totalmente on-line.

Muitos psicólogos relatam que o atendimento on-line é mais exigente, pela limitação do enquadramento, como já exposto, em que não se pode ver o paciente por completo e não se tem controle sobre o ambiente em que ele está inserido, além do fato de que o psicólogo precisa estar mais atento para perceber as nuances do que é falado e de como o ambiente possa estar influenciando seus sentimentos e pensamentos expressos durante a consulta. Além, é claro, dos aspectos físicos representados pela fixação constante na tela do computador, da luminosidade, da posição da cadeira ou poltrona, da qualidade da imagem e do áudio, da qualidade da conexão com a internet – tudo isso significa diversos estímulos diferentes aos quais o psicólogo precisa estar atento.

Uma visão de ser humano que reconheça a sua capacidade de enfrentar o sofrimento e encontrar sentido apesar da dor é fundamental. Viktor Frankl chama de tríade trágica o entrelaçamento da dor, da culpa e da morte, afirmando que elas sempre podem "se converter em algo positivo, numa realização, se as sabemos enfrentar com comportamento e atitude corretos"[2].

A teoria de Viktor Frankl oferece ao psicólogo uma visão diferenciada da vida e da própria Psicologia, pois nos faz perceber que cada pessoa é capaz de acessar recursos internos de enfrentamento do próprio sofrimento, perceber que há alguém saudável escondido por trás dos transtornos e neuroses mais diversos. Nos permite enfrentar com coragem o desbravamento de universos diferentes como podem representar cada um dos pacientes que atendemos, e até mesmo aqueles que parecem muito se assemelhar à nossa própria realidade.

Como muitos psicólogos, tenho meu site, já há mais de 10 anos, e realizo meus agendamentos através do WhatsApp, cujo número está em meu site oficial e nas minhas redes sociais, as quais utilizo para divulgar meu trabalho. Durante esse tempo de pandemia recebi muitas mensagens de pessoas com diversas dúvidas e buscando informações sobre os atendimentos. Há anos participo de entrevistas nos canais de TV e em rádios, e muitas dessas participações se traduziram em *lives* durante a pandemia. Depois de uma dessas entrevistas, em que falei sobre o sentido da vida, recebi uma mensagem que me chamou a atenção e compartilho com o leitor.

A pessoa escreveu: "[...] no fundo eu procuro um propósito. Não vejo muito sentido na vida se, no fim, todo mundo morre. E isso me apavora, passar pela vida sem saber o porquê de eu estar aqui. Eu realmente tenho pavor de pensar que eu vou morrer e que as pessoas que eu amo também. Qual o sentido disso? Eu acho injusto lutar uma vida inteira e simplesmente morrer, deixar de existir".

O que essa pessoa adulta foi capaz de expressar em palavras é o que muitas pessoas experimentam nos dias atuais e não sabem como descrever. "No fundo eu procuro um propósito", angustia-se porque não tem encontrado um propósito, porque não tem encontrado um sentido para essa realidade que a faz deparar com a tríade trágica, a dor de pensar no próprio fim e no fim dos que ama, a culpa por não conseguir viver bem a vida e a morte, que é o próprio fim.

Eu lhe respondi dizendo que, quando não podemos mudar uma situação, somos convidados pela vida a mudar a nós mesmos, e se isso fazia sentido para ela, respondeu: "É o que eu mais quero". Quando confrontada com a verdade de que nada dessa realidade é possível mudar, senão apenas ela mesma, não apenas aceita essa verdade, como também manifesta que é o que ela mais quer.

> O certo é que boa parte do sofrimento inevitável radica na essência da estrutura humana; e o terapeuta, quanto possível for, deve ter todo o cuidado para não colaborar com a tendência para a fuga por parte do paciente, em vista dos dados factícios da existência[2].

Poderíamos dizer que o enfrentamento da verdade é o único caminho para o encontro de uma saúde existencial, não sem antes lidarmos com a questão sobre o que é a verdade e de que forma cada pessoa a interpreta, compreende e encara. A morte, que é a "única certeza", pode ser interpretada por cada pessoa de forma diferente, pois passa pela subjetividade de cada um, quanto mais os incontáveis fatos e possibilidades da vida.

A verdade, então, não apenas expressa os determinantes biopsíquicos, como também é encontrada por cada pessoa nessa dinâmica de sua busca pelo sentido que perpassa também pela busca do conhecimento, pois não é que a verdade seja relativa; ela é encontrada e percebida de diferentes formas.

Tal qual a pessoa que caminha na escuridão com uma pequena lamparina nas mãos só poderá descobrir o cenário do caminho à sua frente à medida que dá passos, assim a vida requer ser vivida. Aqui, cabe-nos a citação quase literal que Frankl faz de Goethe: "Como pode uma pessoa conhecer-se a si mesma? Nunca pela reflexão, mas sim pela ação. Tenta cumprir o teu dever e logo saberás o que há em ti. Mas, o que é o teu dever? A exigência do dia[2]".

Em última instância, encontrar o sentido da vida e os incontáveis sentidos de cada situação só é possível ante um movimento pessoal, uma atitude existencial para o que a vida propõe como detentora da verdade que se esconde por trás das cortinas de sombras num caminho a ser desbravado. Essa atitude existencial não é, de forma alguma, um sacrifício, mas um convite a aproveitar abundantemente o tempo, respondendo às exigências do dia, guiando-se através dos valores que iluminam a consciência.

> A finitude, a temporalidade, não é apenas, por conseguinte, uma nota essencial da vida humana; é também constitutiva do seu sentido. O sentido da existência humana funda-se no seu caráter irreversível. Daí que só se possa entender a responsabilidade que o homem tem pela vida quando a referimos à temporalidade, quando a compreendemos como responsabilidade por uma vida que só se vive uma vez[2].

CONSIDERAÇÕES FINAIS

As consultas terapêuticas on-line são uma necessidade e tendem a aumentar, configurando-se como ferramenta essencial para a sociedade na busca pela saúde psíquica e existencial. A psicologia do sentido tem como principal autor o psiquiatra Viktor Frankl, com sua obra definida como Logoterapia e Análise Existencial. A promoção do conhecimento de sua obra é de grande relevância para as ciências psicológicas enquanto busca compreender as angústias humanas em um tempo histórico marcado pela pandemia de covid-19.

Os avanços tecnológicos da última década constituem uma mudança profunda na forma como a humanidade se percebe no universo e como as pessoas se relacionam, inaugurando diferentes formas de linguagem e comportamento, gerando novos movimentos ideológicos e políticos influenciados também pela internet e pelas redes sociais.

Ante a complexidade dos tempos atuais, novos estudos se fazem necessários, especialmente que busquem confluências entre a busca pessoal do sentido da vida e a capacidade humana de mútua colaboração.

> Para o ser humano, os músculos não representam mais força, se assim o fosse, os *sapiens* não teriam se sobressaído sobre as outras raças humanas. [...] O que nos faz humanos não é nossa capacidade de matar outros humanos, ou de subjugá-los sob nosso poder, mas a capacidade de conviver com as diferentes características que cada pessoa apresenta[7].

REFERÊNCIAS BIBLIOGRÁFICAS

1. Hubble Reveals Observable Universe Contains 10 Times More Galaxies Than Previously Thought. [internet]. NASA, 13 de outubro de 2016. [acesso em 23 de dezembro de 2020]. Disponível em: https://www.nasa.gov/feature/goddard/2016/hubble-reveals-observable-universe-contains-10-times-more-galaxies-than-previously-thought
2. Frankl VE. Psicoterapia e sentido da vida. 4. ed. São Paulo: Quadrante; 2003.
3. How much data is on the internet? The Big Data Facts Update 2020. [internet]. Node Graph, 26 de março de 2020. [acesso em 23 de dezembro de 2020]. Disponível em: https://www.nodegraph.se/how-much-data-is-on-the-internet/
4. Cipolletta S, Frassoni E, Faccio E. Construing a therapeutic relationship online: An analysis of videoconference sessions. Clinical Psychologist. 2018;22(2):220-9.
5. Frankl VE. O que não está escrito nos meus livros. São Paulo: É Realizações; 2010. 75 p.
6. Frankl VE. Fundamentos y aplicaciones de la logoterapia. Buenos Aires: San Pablo; 2007.
7. Santos E. Heróis da nossa existência. 2. ed. São José dos Campos: Busca Sentido; 2020. 123 p.

Primeiros cuidados psicológicos e o método R.A.P.I.D.

Priscila Chacon, Graça Maria Ramos de Oliveira, Anita Taub

INTRODUÇÃO

Em 2011, no Dia Mundial Humanitário, a Organização Mundial da Saúde (OMS) e parceiros lançaram orientações em Psychological First Aid[1], traduzido em português como Primeiros Cuidados Psicológicos (PCP)[2], em um formato de redação simples destinado a qualquer profissional que lide com situações de crise, como enfermeiros, equipes de segurança, bombeiros, profissionais de saúde mental, advogados, educadores etc. Para ser acessível, o guia foi disponibilizado on-line gratuitamente, com conteúdo de fácil tradução e adaptação para diferentes idiomas e culturas. Os PCP descrevem uma resposta humana e de apoio às pessoas em situação de sofrimento e com necessidade de apoio após a vivência de um evento crítico ou traumático.

Estudos que avaliaram a promoção de resiliência em sobreviventes do ataque terrorista de 11 de setembro de 2001 apontam superioridade de protocolos de PCP em relação às psicoterapias tradicionais[3].

Eventos críticos podem ocorrer em larga escala, como no caso de desastres naturais, ataques terroristas, doenças com um, alguns ou poucos indivíduos, como no caso de acidentes, roubos, assassinato de um ente próximo, perda de emprego e consequentemente de renda. Cerca de 25% ou mais dos sujeitos que sobrevivem a um desastre, experiência traumática ou catástrofe desenvolvem sintomas psicológicos agudos[4]. O indivíduo que experimenta uma ameaça real grave pode desenvolver consequências físicas, emocionais e sociais.

O programa de PCP fornece uma estrutura para apoiar as pessoas de maneira a oferecer suporte humano e assistência prática, avaliando suas necessidades e preocupações imediatas e ajudando-as a responder à situação por meio de uma abordagem não intrusiva. Endossado por muitas agências humanitárias internacionais, o guia de PCP reflete o consenso internacional sobre como apoiar pessoas nas consequências imediatas de eventos extremamente estressantes[5,6]. Ele tornou-se uma abordagem de linha de frente amplamente usada para saúde mental e apoio psicossocial (SMAPS) às pessoas afetadas por esse tipo de evento como parte da preparação e resposta a emergências humanitárias. Esforços nacionais e regionais de capacitação em PCP em grande escala foram realizados por várias entidades, incluindo o governo japonês, a Organização Pan-Americana da Saúde (OPAS) e consórcios de organizações não governamentais na Ásia, no Oriente Médio e na África. Muitas organizações de ajuda humanitária orientam funcionários e voluntários a utilizarem a abordagem como prática-padrão em emergências.

Intervenções psicológicas de um único encontro, como o *debriefing* psicológico, tornaram-se amplamente utilizadas após eventos traumáticos. A evidência de sua eficácia tem sido muito debatida[7]. O Projeto Sphere[8] descreve a técnica de *debriefing* psicológico como a promoção de discussão por meio de perguntas à pessoa para que ela, breve e sistematicamente, relate percepções, pensamentos e reações emocionais que teve durante uma recente situação de crise pela qual passou.

Um pequeno número de estudos sugeriu que o *debriefing* psicológico reduz ansiedade, depressão e sintomas de transtorno de estresse pós-traumático (TEPT), no entanto esses trabalhos não incluíram um grupo controle para que se demonstre a sua eficácia[9]. Estudos controlados tendem a mostrar que o *debriefing* psicológico pode não ter efeitos terapêuticos ou até piorar a evolução do afetado por um evento traumático[10].

DIRETRIZES DO IASC SOBRE SAÚDE MENTAL E APOIO PSICOSSOCIAL

As pessoas acometidas por eventos críticos podem necessitar de diferentes níveis de cuidados e respostas, como se pode observar na pirâmide elaborada pelo Comitê Permanente entre Organismos Internacionais sobre Saúde Mental e Apoio Psicossocial em Emergências[11] (Figura 1), que identifica necessidades prioritárias e especializadas. Nessas situações, a grande maioria das pessoas não necessitará de um cuidado especializado em saúde mental, mas se beneficiará de intervenções de atenção psicossocial que possam garantir o acesso a serviços básicos de segurança, contato com referências socioafetivas, como familiares, vizinhos, amigos e/ou o apoio da comunidade onde está inserido logo após o evento.

Os PCP estão inseridos no terceiro nível da pirâmide, dentro de "apoios específicos" e não especializados. Esse nível também inclui elementos de PCP e de cuidados básicos de saúde mental oferecidos pelos profissionais de atenção primária. Aqui o apoio é necessário para um número menor de pessoas que precisam de intervenções concentradas em nível individual, familiar ou de grupo por parte de profissionais da saúde treinados e supervisionados (os quais, porém, não tiveram formação em cuidados especializados)[11].

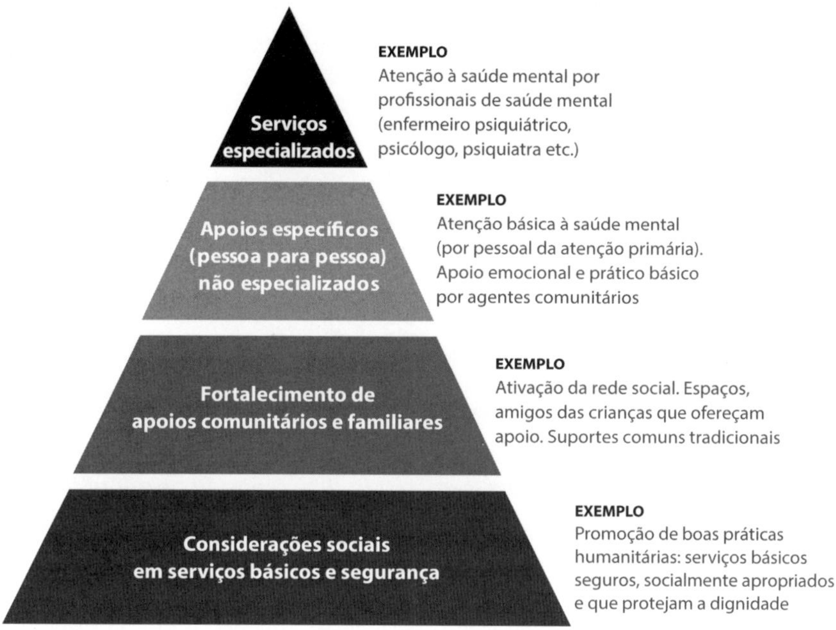
Serviços especializados
EXEMPLO
Atenção à saúde mental por profissionais de saúde mental (enfermeiro psiquiátrico, psicólogo, psiquiatra etc.)
Apoios específicos (pessoa para pessoa) não especializados
EXEMPLO
Atenção básica à saúde mental (por pessoal da atenção primária). Apoio emocional e prático básico por agentes comunitários
Fortalecimento de apoios comunitários e familiares
EXEMPLO
Ativação da rede social. Espaços, amigos das crianças que ofereçam apoio. Suportes comuns tradicionais
Considerações sociais em serviços básicos e segurança
EXEMPLO
Promoção de boas práticas humanitárias: serviços básicos seguros, socialmente apropriados e que protejam a dignidade

FIGURA 1 Pirâmide de Intervenções Psicossociais e de Saúde Mental.
Fonte: adaptada de Inter-Agency Standing Committee.[11]

REAÇÕES NORMAIS A EVENTOS CRÍTICOS

Algumas pessoas são capazes de permanecer extremamente calmas, ao menos por um tempo, mesmo sob circunstâncias mais extraordinárias. Uma quantidade maior, porém, demonstra sinais de perturbação, que podem variar de uma transpiração excessiva à sensação de fraqueza e alterações cognitivas e/ou comportamentais (Quadro 1). Somente uma porcentagem pequena das pessoas necessitará de ajuda especializada; o restante apresentará boa recuperação logo após o primeiro impacto do evento crítico. É importante ter em mente que essas reações são naturais e transitórias, não devendo ser classificadas imediatamente como perturbações psicopatológicas.

QUADRO 1 Reações comuns observadas em pessoas atingidas por eventos críticos

Reações cognitivas	▪ Confusão e desorientação. ▪ Pesadelos recorrentes. ▪ Preocupação com o desastre, com rumores. ▪ Dificuldade de concentração. ▪ Dificuldade em tomar decisões. ▪ Questionar crenças espirituais. ▪ Perda de memória. ▪ Dificuldade em executar cálculos. ▪ Pensamentos intrusivos, imagens intrusivas, *flashbacks*.
Reações emocionais	▪ Mágoa e tristeza. ▪ Choro. ▪ Crise de raiva. ▪ Crises de irritabilidade e ressentimento. ▪ Ansiedade e medo. ▪ Desespero e desesperança. ▪ Culpa e dúvida. ▪ Humores imprevisíveis. ▪ Sentimento de sobrecarga. ▪ Identificação com vítimas. ▪ Antecipar riscos a si mesmo ou aos outros. ▪ Sensação de estranheza.
Reações fisiológicas	▪ Náuseas. ▪ Tremores nas mãos. ▪ Movimentos faciais involuntários. ▪ Dores musculares. ▪ Dores de cabeça. ▪ Sudorese. ▪ Ranger de dentes. ▪ Calafrios. ▪ Tonturas.
Transtornos agudos de ansiedade	▪ Pânico. ▪ Palpitações e taquicardia. ▪ Suor. ▪ Tremor. ▪ Dispneia. ▪ Medo de perder o controle ou enlouquecer.
Reações comportamentais	▪ Problemas sexuais. ▪ Níveis de atividade excessivos. ▪ Aumento de conflitos com a família. ▪ Hipervigilância. ▪ Isolamento ou discriminação. ▪ Abuso de substâncias lícitas e ilícitas. ▪ Conduta ritualística. ▪ Violência. ▪ Não querer sair do local do evento.
Reações físicas	▪ Fadiga e cansaço. ▪ Desconforto gastrointestinal. ▪ Alteração no apetite. ▪ Sensação de sufocamento na garganta e no peito. ▪ Agravamento de condições crônicas, tais como diabetes e hipertensão arterial.

Fonte: Médicos Sin Fronteras.[12]

PRIMEIROS CUIDADOS PSICOLÓGICOS: O QUE SÃO

O termo Primeiros Cuidados Psicológicos foi cunhado pela primeira vez por Drayer *et al.* (1954) para a American Psychiatric Association[13]. Nesse artigo, os autores comparam as pessoas que prestam os primeiros cuidados psicológicos às que oferecem primeiros-socorros e assistem indivíduos com pequenas lesões, por exemplo. O conhecimento de certos aspectos psicológicos deve facilitar o auxílio às pessoas em situação de crise, como as vítimas de eventos críticos.

Os PCP são, então, uma abordagem para ajudar pessoas a se recuperarem, respondendo às suas necessidades básicas e mostrando-lhes preocupação e cuidado, de uma maneira que respeite seus desejos, sua cultura, dignidade e capacidades. A maneira como cada pessoa será afetada em termos de reações e sentimentos dependerá de variáveis como: natureza e severidade do(s) evento(s) ao(s) qual(ais) foi/foram exposta(s); a vivência anterior de situações de crise; o apoio que receberam de outras pessoas durante a vida; estado de saúde física; histórico pessoal e familiar de problemas de saúde mental; cultura e tradições pessoais; idade (por exemplo, crianças em diferentes faixas etárias reagem de modo distinto).

Os PCP incluem as seguintes ações[2]:

- Oferecimento de apoio e cuidados práticos não invasivos.
- Avaliação de necessidades e preocupações.
- Ajuda às pessoas para que supram suas necessidades básicas (por exemplo, alimentação, água e informação).
- Escuta do outro, sem exercer qualquer tipo de pressão para verbalizar.
- Confortar e ajudar.
- Ajudar as pessoas na busca de informações, serviços e suportes sociais.
- Proteger as pessoas de danos adicionais, como exploração financeira.

O grupo de indivíduos que precisam de apoio especializado imediato inclui:

- Pessoas com lesões sérias, que corram risco de morte, as quais necessitem de cuidados médicos de emergência.
- Pessoas que estejam abaladas a ponto de não conseguirem cuidar de si ou dos próprios filhos.
- Pessoas que podem ferir a si mesmas e/ou outras.
- Pessoas com deficiência física e/ou mental, assim como pessoas idosas com comprometimento físico ou cognitivo.
- Grupos étnicos específicos devido à possibilidade de discriminação e violência.

Ainda, crianças e adolescentes, principalmente se separados de seus familiares, devem ser protegidas para que não sofram violência de qualquer natureza. Na covid-19, com início em 2020, um grupo de pessoas com alta vulnerabilidade foi o de baixo poder econômico e pouco acesso às tecnologias com acesso à internet.

Princípios básicos dos primeiros cuidados psicológicos

Os PCP têm três princípios básicos: observar, escutar e aproximar. Esses princípios guiarão a pessoa que fará a intervenção a entender e se orientar no cenário, sendo fundamental que se encontre em segurança e não coloque em risco a si mesmo e os que receberão os PCP. Inicialmente, ela verificará se existem pessoas com necessidades básicas evidentes e urgentes, ou com reações sérias de estresse psicológico. Ao identificar as pessoas que precisam de ajuda, escutará e entenderá quais as suas necessidades, procurando ajudá-las a se manterem calmas. É fundamental que, ao se aproximar das pessoas, o profissional que prestará PCP já tenha todas as informações oficiais sobre o ocorrido e quais os serviços que estão disponíveis, pois aproximar as pessoas de seu apoio social é extremamente importante neste momento.

Os PCP visam ajudar as pessoas a utilizarem estratégias positivas, como descansar o suficiente, manter alimentação saudável, hidratar-se o suficiente e realizar atividades que ajudem a relaxar. Estratégias negativas que devem ser evitadas são aquelas que comprometem o bem-estar, como usar bebidas alcoólicas, dormir pouco ou em demasia, descuidar-se da higiene pessoal, cometer atos violentos ou isolar-se de outras pessoas.

O objetivo maior, neste momento, é ajudar a pessoa que vivenciou um evento crítico a lidar com a situação de maneira positiva, visando ao desenvolvimento de um sentimento de controle e resiliência.

MODELO R.A.P.I.D.

Existem vários modelos diferentes de PCP, mas um que tem atraído considerável atenção, devido em parte à sua base teórica[14], é o modelo RAPID-PFA[6], desenvolvido por George Everley, da Universidade Johns Hopkins (Estados Unidos) e validado num estudo de 2012[15]. O R.A.P.I.D. apresenta uma estrutura simples que pode ser aplicada em minutos para aprimorar a presença compassiva e reduzir o sofrimento agudo. O acrônimo em inglês abrevia: ***r**apport and reflective listening, **a**ssessment of needs, **p**rioritization, **i**ntervention and **d**isposition*. Em português: escuta reflexiva, avaliação de necessidades, priorização, intervenção e disposição.

Escuta reflexiva

Escutar reflexivamente requer a construção de uma relação empática. O profissional que promove os PCP deve ouvir o outro de maneira muito atenta, compreensiva e sem qualquer julgamento. Quem sofreu um evento traumático precisa encontrar um ouvinte que tenha compaixão e que esteja disponível para escutar toda a sua história. A fala do outro deve ser validada por quem promove os PCP.

Avaliação das necessidades

Nesta etapa da intervenção, observa-se quais são as necessidades imediatas da pessoa naquele instante, quais fatores podem aumentar ou impedir uma recuperação rápida, com foco nas dimensões da capacidade cognitiva, expressão afetiva, adaptabilidade social e de recursos interpessoais. Aqui, é fundamental que o foco da ação esteja no presente e em um dado evento específico. Essa avaliação não deve diagnosticar nenhum indivíduo, mas garantir que aqueles em sofrimento agudo sejam prontamente atendidos.

Priorização

Aqui temos uma extensão da avaliação de necessidades, a partir de uma triagem, priorizando o atendimento daqueles que apresentam reações graves e, em seguida, partindo para os que demonstram reações consideradas mais leves.

Intervenção

O profissional que presta os PCP, após priorizar quem deve ser atendido, deve agir para promover a estabilização e mitigação do sofrimento agudo. O objetivo final é que as pessoas possam retomar suas funcionalidades.

Disposição

É fundamental que se facilitem o acesso a cuidados continuados e o acompanhamento da evolução do indivíduo que sofreu um evento traumático. O profissional precisa se mostrar disponível e acessível e incentivar a busca de ajuda o mais rápido possível.

O modelo R.A.P.I.D. é prontamente aplicável a ambientes de saúde pública, empresas, militares, organizações religiosas, locais de desastre em massa e até mesmo em demandas de eventos críticos mais comuns – por exemplo, lidar com as consequências psicológicas de acidentes, roubos, suicídio, homicídio ou violência comunitária. Além disso, considera-se que o modelo R.A.P.I.D. pode ser eficaz na promoção da resiliência pessoal e comunitária. Segundo George Everley, autor do protocolo, os processos de diagnóstico e tratamento são reservados para outro ponto no *continuum* de cuidados, sendo os PCP o início de intervenções que podem ser oferecidas a alguém logo após uma catástrofe. Essa intervenção não compete com intervenções específicas como aconselhamento e psicoterapia.

O método consiste basicamente em estabelecer um relacionamento, escutando pessoas em um momento agudo, avaliando a necessidade de intervenção. Priorizam-se aqueles que precisam de cuidados imediatos para mitigar seu sofrimento. Feita a intervenção, os resultados devem ser monitorados com atenção à avaliação da capacidade do indivíduo de retornar a um nível de funcionamento produtivo.

O pacote de PCP não deve ser uma intervenção pontual, mas o ponto de partida de um *continuum* que visa atender todas as necessidades daqueles que sobrevivem às adversidades[16]. É importante avaliar o estado físico e psicológico de quem sofreu um evento crítico por meio da história que é contada, com atenção especial à necessidade de questionar, quando necessário, para esclarecer aspectos ambíguos das reações pessoais, ou aspectos do evento que simplesmente não parecem fazer sentido. O protocolo encoraja o profissional que aplica os PCP a fazer perguntas quando não compreender ou não estiver familiarizado com termos ou conceitos apresentados.

A intervenção é, em grande parte, estabelecida a partir das necessidades e do nível de estresse individual. Para que se possa formular a intervenção, é preciso ouvir cuidadosamente a história do indivíduo relacionada a como compreende o evento em si e suas consequentes reações. O protocolo de PCP classifica os indivíduos que sofreram um evento traumático em três níveis: *eustress*, disfuncional e *distress*.

Grupo de *eustress*

Esse é um grupo em que basicamente as pessoas estão aptas a cumprir suas necessidades diárias. O grupo de *eustress* está sofrendo com a adversidade, porém está evoluindo nesse contexto. Esse grupo não necessita de intervenção; apenas precisa ser observado pelas equipes e saber os recursos que lhe estão disponíveis.

Grupo disfuncional

Este é um grupo em que as pessoas apresentam uma incapacidade importante, interferindo naquilo que precisam fazer em suas atividades diárias. Essas pessoas precisarão de ajuda, direta ou indireta, de maneira apropriada.

Grupo *distress*

Neste grupo as pessoas podem dar sinais de algum prejuízo, mas estão fazendo aquilo que precisam fazer. A grande maioria das pessoas desse grupo seguirá adiante sem quaisquer formas de ajuda, talvez somente ajuda material, abrigo, alimentação, vestuário etc. Contudo, algumas pessoas desse grupo poderão ter uma descompensação emocional e regredir em sua capacidade de funcionar de maneira a cumprir suas atividades diárias. Neste momento, elas passam a funcionar como as pessoas do grupo disfuncional, sendo essa a razão pela qual precisam ser monitoradas em sua evolução.

PCP REMOTOS

O contexto de covid-19 trouxe uma mudança na maneira de atender pessoas em situação de crise, com a utilização de mídias on-line para evitar a disseminação do vírus. A pandemia implicou diversas situações novas. Além do medo da contaminação, a mudança na rotina das pessoas trouxe novos problemas ou o aumento de outros preexistentes, como aumento de abuso infantil, violência doméstica, abuso de substâncias e ansiedade.

Fornecer a intervenção de PCP no contexto on-line requer adaptações do ambiente físico que garantam privacidade e evitem perturbações durante a chamada. O profissional que atende precisa oferecer instruções para que a camada on-line aconteça em um ambiente protegido, que favoreça e facilite a fala de que recebe os PCP. Deve-se atentar às manifestações verbais e não verbais de quem recebe o atendimento, considerando-se perguntar se o outro se sente confortável para falar, se precisa se reorganizar, mudar de espaço ou buscar uma conexão melhor para manter a qualidade da chamada. Os princípios a serem seguidos são os mesmos das intervenções presenciais. O profissional que fará os primeiros-socorros psicológicos deve iniciar a conversa apresentando-se, perguntando sobre necessidades e preocupações e acolhendo os sentimentos que possam surgir por parte de quem buscou o atendimento[17].

A IMPORTÂNCIA DO AUTOCUIDADO

A natureza intensa das consequências de um desastre pode trazer à tona feridas não curadas ou preocupações profundas que normalmente residem fora da consciência. As experiências das pessoas que os profissionais de primeira resposta tentam ajudar podem ressoar neles mesmos, fazendo que o material antes desconhecido apareça e exija atenção.

Tão importante quanto cuidar do outro é cuidar de si mesmo, de quem promove ou aplica os PCP. Assim, o modelo de assistência do R.A.P.I.D. contempla uma sessão de identificação de sintomas de estresse nos profissionais cuidadores e ainda ensina técnicas de manejo.

CONSIDERAÇÕES FINAIS

Avanços no entendimento e pesquisas nos campos da saúde mental e resposta a desastres e eventos críticos mostraram que muitos, senão a maioria dos indivíduos afetados, podem se recuperar psicologicamente dos efeitos de um incidente desde que recebam apoio psicossocial imediato.

Apesar do número relativamente inferior de indivíduos que podem desenvolver distúrbios patológicos graves, uma proporção considerável desenvolve problemas de saúde mental. As consequências desses distúrbios podem ser duradouras.

Os PCP são uma abordagem implementada em todo o mundo para ajudar pessoas afetadas por emergências, desastres ou outros eventos adversos. Podem vir a suprir a escassez de recursos tradicionais de saúde mental e ser um acréscimo importante para serviços de suporte e na promoção de resiliência humana.

REFERÊNCIAS BIBLIOGRÁFICAS

1. World Health Organization, War Trauma Foundation, World Vision International. Psychological first aid: guide for field workers. World Health Organization; 2011.
2. Organização Pan-Americana da Saúde. Primeiros cuidados psicológicos: guia para trabalhadores de campo. Brasília, DF: OPAS; 2015.
3. Boscarino J, Adams R, Figley C. Mental health service use after the World Trade Center disaster: utilization trends and comparative effectiveness. J Nerv Ment Dis. 2011;199(2):91-9.
4. Raphael B. When Disaster Strikes. Nova Iorque: Basic Books; 1986.
5. War Trauma Foundation, World Vision International. Psychological First Aid Anthology of Resources. 2010.
6. Everly GS Jr, Lee McCabe O, Semon NL, Thompson CB, Links JM. The development of a model of psychological first aid for non-mental health trained public health personnel: the Johns Hopkins RAPID-PFA. J Public Health Manag Pract. 2014;20 (Suppl 5):S24-9.
7. Rose S, Bisson J, Wessely S. A systematic review of single-session psychological interventions ('debriefing') following trauma. Psychother Psychosom. 2003;72(4):176-84.
8. Sphere Project. Humanitarian Charter and Minimum Standards in Disaster Response. Genebra: Sphere Project; 2004.
9. Brooks SK, Rubin GJ, Greenberg N. Traumatic stress within disaster-exposed occupations: overview of the literature and suggestions for the management of traumatic stress in the workplace. Br Med Bull. 2019;129(1):25-34.
10. Mayou RA, Ehlers A, Hobbs M. Psychological debriefing for road traffic accident victims. Three-year follow-up of a randomised controlled trial. Br J Psychiatry. 2000;176:589-93.
11. Inter-Agency Standing Committee. Diretrizes do IASC sobre saúde mental e apoio psicossocial em emergências humanitárias. Tradução de Márcio Gagliato. Genebra: IASC; 2007.
12. Médicos Sin Fronteras. Manual práctico de diseño e implementación de intervenciones en salud mental y psicosocial en desastres naturales. Barcelona: Médicos Sin Fronteras; 2017.

13. Drayer CS, Cameron DC, Woodward WD, Glass AJ. Psychological First Aid in Community Disasters. J Am Med Assoc. 1954;156(1):36-41.
14. Despeaux KE, Lating JM, Everly Jr GS, Sherman MF, Kirkhart MW. A Randomized Controlled Trial Assessing the Efficacy of Group Psychological First Aid. J Nerv Ment Dis. 2019;207(8):626-32.
15. Everly GS Jr, Barnett DB, Links JM. The Johns Hopkins Model of Psychological First Aid (RAPID-PFA): curriculum development and content validation. Int J Emerg Ment Health. 2012;14(2):95-103.
16. Everly GS Jr, Lating JM. The Johns Hopkins guide to psychological first aid. Baltimore: Johns Hopkins University Press; 2017.
17. Remote Psychological First Aid during the COVID-19 outbreak. International Federation of Red Cross and Red Crescent Societies; 2020.

7

Atendimento on-line em crise

Marcelo Feijó de Mello, Luiza Victoretti Piragino,
Jacqueline Santoantonio, Maria Cristina Mazzaia

INTRODUÇÃO

Dentre todas as doenças avaliadas pela Organização Mundial da Saúde (OMS), as doenças psiquiátricas são as que mais causam um impacto globalmente, com relação à perda de anos vividos com plenitude e perdas relacionadas à convivência, ao trabalho e aos estudos. O impacto social das doenças psiquiátricas é imenso, com custo humano, social e econômico. Desde as primeiras publicações que apontaram essas evidências[1] e a demonstração da importância do acesso às intervenções terapêuticas e profiláticas à população, com movimentos promovidos pela OMS, o retorno real do investimento em saúde mental ainda é muito tímido.

A OMS, com a expectativa de fornecer à sociedade recursos para prevenção dos problemas em saúde mental bem como sua cronificação, lançou o Mental Health Gap, programa que afirma que, com cuidados adequados, assistência psicossocial e medicação, nos países de baixa e média rendas, dezenas de milhões podem ser tratados de depressão, esquizofrenia e epilepsia, prevenir o suicídio, com estímulo à qualidade de vida, mesmo que com poucos recursos. Nesse programa se privilegiam as estratégias com eficácias comprovadas cientificamente, para que os recursos sejam bem aproveitados. Ainda pela consideração da dimensão da prevalência dos problemas em saúde mental, o programa citado preconiza que haja uma *task shifting* (compartilhamento de tarefas) quando, pela falta de recursos humanos especializados, sejam capacitados e supervisionados técnicos e leigos para realizarem atividades de triagem e intervenções em saúde mental, também com a perspectiva do cuidado por meio de intervenções interdisciplinares.

A considerar a necessidade de esforço para a prevenção dos problemas de saúde mental, ou mesmo do seu agravamento, o acesso aos serviços de atenção em saúde mental impõe-se como extremamente relevante, e a tecnologia da comunicação apresenta-se como uma possibilidade para o cuidado e facilitação de acesso. O uso da tecnologia deve ser feito no sentido de diminuir as distâncias, ampliando o acesso da saúde mental a todas as pessoas. A tecnologia pode ser usada para as intervenções diretas com as pessoas com problemas de saúde mental, como também para a capacitação e a supervisão de profissionais e técnicos.

A pandemia de covid-19 obrigou que mudanças fossem instituídas nas estratégias de entrega do cuidado em saúde mental, assim, de forma célere, foram instituídas mudanças no que concerne à implementação de estratégias para uso da tecnologia de comunicação em saúde. A legalização e normatização de intervenções à distância nas áreas de saúde ocorreram em tempo recorde. Nesse momento de crise, com a pandemia, evidencia-se a necessidade de criar estruturas para acolhimento dos sujeitos em sofrimento, com o intuito de realizar triagem dos casos mais graves, que necessitem de cuidados mais intensivos e especializados, como também intervir de modo apoiador de maneira breve, mas efetiva, com os demais. A tecnologia é o meio mais adequado para agilizar condutas, sem que se coloquem pessoas em risco de contágio.

CONCEITO DE E-TERAPIA

O conceito de e-terapia é relativamente novo e se refere ao processo de interagir com terapeutas on-line ao longo do tempo e receber cuidado profissional em relação à saúde mental, por e-mails, videoconferências e mensagens.

Já existem estudos que mostram a eficácia da e-terapia. A revisão sistemática da Canadian Agency for Drugs and Technologies in Health demonstrou a efetividade e a eficácia da e-terapia, tanto para transtorno do pânico quanto para outros transtornos de ansiedade generalizada[2]. Castelnuovo *et al.*, explorando as barreiras do tratamento convencional de transtornos psiquiátricos, demonstraram o quanto as técnicas de informática e a difusão da tecnologia corroboram com o crescimento da e-terapia, a qual deve ser paulatinamente explorada e estudada[3].

CRIAÇÃO DE UM MODELO DE ACOLHIMENTO EM SAÚDE MENTAL PARA PROFISSIONAIS DA LINHA DE FRENTE NA PANDEMIA

Apresentaremos, a partir de agora, o serviço de acolhimento em saúde mental instituído por docentes, técnicos administrativos em educação e residentes dos cursos de medicina e enfermagem da Universidade Federal de São Paulo, para receber os profissionais do Hospital São Paulo que trabalhavam na linha de frente do atendimento das pessoas com covid-19.

Considerações do contexto

Em meio a uma pandemia de enormes dimensões, toda a sociedade vem sofrendo com as incertezas e o medo. Contudo, os profissionais da saúde, principalmente aqueles que trabalham na linha de frente de atendimento aos pacientes, estão entre os mais afetados, devendo se expor aos riscos de contágio, vivenciam uma realidade inédita diante de pressões, carências e morte. O grau de estresse é altíssimo, aumentando os riscos de esgotamento e até de adoecimento psíquico. Condutas adequadas para o manejo da exposição ao estresse, assim como a detecção precoce de sinais de sofrimento mental entre esses profissionais de saúde, além de suporte, levará a uma redução dos danos de curto e longos prazos (especialmente, mas não exclusivamente, a doença mental)[4,5].

A partir de sérios trabalhos e pesquisas com soldados em linhas de frente de combate, percebemos o impacto na saúde mental de pessoas que trabalham em situação-limite – e assim é entre os que trabalham na linha de frente em situações de catástrofes e desastres. As dimensões da saúde mental em situações críticas são hoje consideradas prioridade no planejamento de respostas.

Todos os profissionais de saúde e suporte na linha de frente do tratamento dos pacientes com quadros devido à covid-19 apresentarão sinais de estresse, cansaço, com repercussões no seu funcionamento e em suas vidas fora do hospital. Como exemplo disso temos o medo de esses profissionais de contaminarem seus entes e conhecidos, assim como um inevitável ostracismo social, provocado pelo medo dos demais, em função do risco de serem contaminados por estes.

Ao mesmo tempo, o grande volume de pacientes que procuram os serviços, as demandas clínicas que os casos mais graves determinam, aliados a certo desconhecimento sobre uma patologia tão nova, além da falta de estratégias terapêuticas específicas, tornam o impacto cotidiano elevado. O adoecimento de colegas e notícias veiculadas nas plataformas sociais só faz aumentar esse desgaste.

Esse ambiente é altamente propício para o aparecimento de patologias psiquiátricas como o transtorno de estresse agudo, transtorno de estresse pós-traumático[6,7], assim como depressão, abuso de substâncias e risco de suicídio[8-10]. Dessa forma, faz-se necessária a elaboração de protocolos para o reconhecimento de níveis de comprometimento da saúde mental e o adequado manejo e encaminhamento dos casos detectados para receberem intervenções específicas e com evidências de efetividade.

O impacto na saúde mental

O impacto pode ser compreendido a partir da relação temporal. No período inicial de horas, dias e primeiras semanas, reações sintomáticas, mais que doenças psiquiátricas, são a regra, embora possa haver recorrências de transtornos mentais preexistentes. As reações agudas compreendem respostas de sofrimento (mudanças na maneira como as pessoas sentem); respostas cognitivas (mudanças na maneira como as pessoas pensam); respostas comportamentais (mudanças na maneira como as pessoas se comportam)[11]. Muitas dessas respostas são normais e possivelmente adaptativas.

Contudo, as reações devem ser observadas caso se tornem duradouras, ou especialmente se começam a ser disfuncionais ou levem ao aumento de sofrimento. Claramente qualquer intenção suicida deve ser imediatamente levada a uma preocupação urgente. Se essas reações persistem, podem indicar um quadro psiquiátrico.

Durante o período pós-agudo, a presença de diagnósticos psiquiátricos deve ser o foco de atenção. Após semanas e até meses, mesmo respostas psicológicas adaptadas podem se tornar patológicas. Os dois diagnósticos mais comuns são os transtornos de estresse agudo e o transtorno de estresse pós-traumático, com episódio depressivo, transtorno por uso de álcool ou outras substâncias, além de reações de luto[12,13].

ESTRATÉGIAS

Alcance e triagem

Em geral, os serviços de saúde mental tendem a ser subutilizados, em parte pelo estigma. O alcance e a detecção dos atingidos durante as fases iniciais são fundamentais e, talvez por isso, devam começar com a mudança do nome para centros de acolhida ou assistência, ou algo que não remeta a doença ou saúde mental. Pela urgência da necessidade de ação, deixemos a luta contra o estigma *a posteriori*. O uso de campanhas públicas, dentro do serviço, é fundamental para estimular a procura espontânea, ou através de indicação de colegas e conselheiros, ou líderes[14].

A triagem ativa de diagnósticos psiquiátricos na fase aguda é essencial, principalmente por meio da procura de casos de transtorno de estresse pós-traumático e depressão maior, abuso de álcool e drogas, além de pacientes em risco de suicídio. O uso de instrumentos pode ser um eficiente gatilho para uma posterior avaliação por um profissional de saúde mental ou de saúde capacitado.

Para possibilitar um canal de acesso ao pedido de ajuda, pode-se criar um meio de contato eletrônico, como um e-mail ou um número de WhatsApp, para que as pessoas possam enviar pedidos de inclusão e mesmo dúvidas. É importante deixar claros os períodos de atendimento, para que a pessoa saiba se programar para receber uma resposta. Em situações nas quais haja urgências noturnas ou de finais de semana, seria importante que houvesse instruções de como podem proceder com endereços de locais com plantão 24 horas em saúde mental.

A recepção é fundamental no serviço, e deve ser ágil e prestativa, e a sensação de consideração e suporte é vital para a crise. As respostas às comunicações devem ficar a cargo de profissional capacitado, de preferência com experiência em situações de crise em saúde mental. Em nosso serviço, três secretárias do Departamento de Psiquiatria da Escola Paulista de Medicina da Universidade Federal de São Paulo, capacitadas para tal, fazem essa recepção.

Seguida a recepção, deve-se marcar a consulta de primeiro atendimento. O ideal é que a secretária tenha a disponibilidade e os horários possíveis dos profissionais, para fazer o melhor agendamento, evitando as faltas. Além disso, é importante que haja contato com o profissional, ou com o paciente, no dia pós-consulta, para verificar se tudo ocorreu a contento. Embora o procedimento seja realizado virtualmente, esse cuidado faz toda a diferença para quem procura por atendimento.

O serviço inicialmente seria destinado para o atendimento de profissionais da equipe de saúde (médicos, enfermeiros, técnicos de enfermagem, fisioterapeutas, nutricionistas, farmacêuticos) e de suporte (recepção, administrativo, segurança e limpeza) dos vários serviços que atendem pacientes com covid-19 no Hospital São Paulo. Com o prosseguimento do atendimento, percebemos que todos os profissionais do Hospital São Paulo (HSP) estavam submetidos a uma situação de grande demanda emocional relacionada à pandemia. Tivemos também a procura de pessoas ligadas à Organização Social SPDM, que administra o HSP, que atendiam indígenas com covid-19 em locais remotos do país e que solicitaram atendimento.

Capacitação e organização das atividades de uma equipe de atendimento (ou aconselhamento)

O Acolhimento em Saúde Mental é uma atividade que pode ser realizada por qualquer profissional de saúde mental. Usamos como intervenção de referência o aconselhamento interpessoal, com evidências de eficácia no manejo de problemas psiquiátricos comuns, como a ansiedade e a depressão. Em nossa realidade, como todos os profissionais que realizam o aconselhamento são da área de saúde mental, a capacitação foi fácil; iniciamos, posteriormente, supervisões semanais para a discussão dos casos. Reuniões administrativas semanais para discussão do fluxo de encaminhamentos, questões do grupo e da instituição foram bastante úteis e uniram bastante a equipe.

O atendimento remoto

O atendimento remoto em saúde, uma ferramenta antes vista com ressalvas por alguns profissionais e pacientes, se mostrou uma alternativa fundamental num momento no qual o contato físico não é recomendado, durante a pandemia. Com seu uso imposto, foram sendo delineadas suas potencialidades. A maioria dos profissionais não tinha familiaridade com a tecnologia, levando-se a um aprendizado entre prática e estudo.

O atendimento remoto pode ser feito em qualquer lugar. Em geral a pessoa pode receber o atendimento no ambiente de sua casa, propiciando-se a essa pessoa o acolhimento em um espaço conhecido e, por outro lado, ao profissional que acolhe, o acesso à conformação desses espaços pessoais. Contudo, ser atendido em casa pode ser fator gerador de situações conflituosas: pode-se inibir a pessoa de trazer conteúdos por receio de exposições. Do lado dos profissionais, podem fazer o atendimento de suas casas, devendo tomar certos cuidados para não expor demais algumas intimidades, as quais possam desviar o foco da atenção no atendimento do paciente. É necessária a adequação do espaço de suas casas, que virão a ser seus novos *settings*, para garantir a privacidade e o sigilo do atendimento, assim como familiaridade com o espaço de terapia.

Nas sessões de terapia presenciais há uma manutenção do *setting*. As pessoas, em geral, se sentam nas mesmas posições, e há uma atenção na manutenção dos detalhes. Também on-line, devemos procurar estabelecer estabilidade do ambiente. O terapeuta deve se programar com antecedência, para não se atrasar, enviar o link para a pessoa, de preferência um dia antes, o qual serve também como confirmação do agendamento. As plataformas devem ser as mesmas, e o terapeuta deve estudar o funcionamento delas, para evitar constrangimentos e perda de tempo com o manejo durante a sessão. Importante não haver interrupções, garantir que não haja ruídos externos, preferindo-se o uso de fones de ouvido (para manter a privacidade) e de microfones (para melhorar o som das comunicações). Como se perde, de certa forma, parte da linguagem não verbal, como a gesticulação, posições das mãos, pernas e expressões faciais pela limitação da tela, não tridimensional, o terapeuta deve estar atento a ela, dirigindo sempre o olhar para a câmera. Deve-se evitar qualquer atividade que desvie a atenção da pessoa atendida, não só porque pode ser interpretada como falta de interesse do terapeuta e interferir na confiança e no acolhimento, mas também para que o terapeuta possa estar atento a cada minúcia envolvida nessa nova forma de atendimento. Assim, não olhar mensagens, não comer ou beber, ou mesmo fazer muitas anotações durante o atendimento, são pontos a serem observados.

Os atendimentos remotos não são iguais aos presenciais, mas existem evidências de sua eficácia. O mais importante é que eles possibilitam a manutenção dos vínculos entre terapeuta e paciente, mesmo na ocorrência de algum compromisso distante, mudanças de cidades e até de países. Os atendimentos podem quebrar a barreira do desgaste causado por questões de mobilidade urbana, permitindo uma otimização do tempo e do estresse causado pelas dificuldades no transporte urbano das grandes cidades. Contudo, ainda há muito a melhorar nesse tipo de atendimento. Por melhores que sejam as conexões, podem ocorrer falhas que podem dificultar um vínculo inicial. Outra questão fundamental é o desenvolvimento de plataformas mais seguras para o teleatendimento, mantendo a privacidade dos dados e dificultando invasões que possam causar prejuízos à confidencialidade.

Essa nova forma de cuidado, infelizmente, não é acessível a todos, pois há a necessidade de boas conexões de internet. A Pesquisa Nacional por Amostra de Domicílios Contínua – Tecnologia da Informação e Comunicação (PNAD Contínua TIC), de 2018, mostrou que um em cada quatro brasileiros não tem acesso à internet. Essa barreira é importante porque há uma grande parte dos que, apesar do acesso, não contam com uma internet de qualidade e que permita o teleatendimento.

O atendimento por meio de intervenções específicas

Inicialmente orientamos a necessidade de uma atitude acolhedora. É fundamental propiciar a sensação de disponibilidade, interesse e principalmente confidencialidade. A escuta deve começar mais aberta, deixando a pessoa falar sobre suas demandas e dúvidas, para posteriormente focar nas questões trazidas, com o intuito de fazer algum diagnóstico de situações de risco, como suicídio, abuso de substâncias ou quadros psicóticos que necessitem de uma intervenção mais específica. Aqueles com sintomas somáticos, depressivos ou ansiosos costumam se beneficiar do aconselhamento interpessoal.

Ao oferecer o acolhimento e a escuta continente, vamos entrando em contato com aspectos do funcionamento dessa pessoa que precisam ser vistos e transformados em algo que possa dar sentido ao que está sendo vivenciado. Em muitos momentos, vamos percebendo que a procura de atendimento revela uma série de questões que já estavam presentes, mas que foram potencializadas pela situação de estresse e crise que a pandemia provocou.

No contato com a vulnerabilidade, evocada na vivência de uma situação sem precedentes, na qual todos estão convocados a buscar recursos para lidar com o que se apresenta, aparecem muitos sentimentos antes colocados de lado. O medo, a insegurança, a ansiedade, o isolamento e a depressão são algumas das manifestações que fomos encontrando nesses encontros.

O ACONSELHAMENTO INTERPESSOAL (*INTERPERSONAL COUNSELING* – IPC)

O aconselhamento interpessoal (AIP) é derivado da psicoterapia interpessoal (TIP). O AIP é uma versão breve e estruturada com efetividade demonstrada em várias populações para o manejo de quadros depressivos e ansiosos[15]. Foi administrado por diversos especialistas em saúde mental e enfermeiras, com evidência robusta de eficácia[15-30].

O AIP pode ser usado para lidar com manifestações de sofrimento devido a transtornos mentais comuns (como depressão, ansiedade, somatização etc.), doenças físicas (tanto transmissíveis como não transmissíveis), dor crônica, ou devido à exposição a eventos adversos. Consequentemente, não é direcionado para nenhum diagnóstico específico e foca no contexto interpessoal do paciente com sintomas e sofrimento.

O sofrimento pode estar presente como sintomas físicos, emocionais ou cognitivos. O início dos sintomas de sofrimento e sua natureza são identificados de maneira a ajudar o paciente a lidar com as questões sociais e interpessoais chamadas de "áreas-problema". Apesar de o AIP manter uma estrutura nuclear, existe uma flexibilidade em sua duração e intensidade que permite acomodações para variadas condições e situações.

As pessoas em sofrimento que podem se beneficiar do AIP são aquelas com problemas de saúde que têm dificuldades interpessoais ou pessoas que apresentam sintomas físicos e relutam em reconhecer dificuldades interpessoais. Pessoas que podem não se beneficiar do AIP ou necessitar de cuidados adicionais são aquelas com um alto potencial suicida, abuso de substâncias, com quadros atuais de psicose ou mania ou agitação grave.

O AIP foca em problemas, no aqui-agora, ligados à vida interpessoal dos indivíduos. São focos o luto, as disputas maritais, familiares e outras, mudanças de vida, assim como a solidão e o isolamento. A AIP se baseia na compreensão das relações entre os sintomas de sofrimento e os problemas atuais. O terapeuta deve enfatizar que essas situações têm um significado dentro do contexto da história do indivíduo.

Como se trata de uma intervenção ultrabreve, sua duração deve ser logo no início explicitada. Com isso, é possível alcançar seus objetivos de mobilizar os recursos do paciente e monitorar seus progressos baseados nas metas predefinidas. O tempo pode ser renegociado, dependendo da evolução da resolução de problemas, permitindo uma continuidade; contudo, devem-se criar nessa renegociação novas metas. A duração e a intensidade das sessões de AIP dependem da disponibilidade de recursos pessoais e físicos. Em geral, o AIP tem uma duração de três sessões, sendo a quarta sessão opcional.

A primeira sessão, ou inicial, é a do acolhimento, da anamnese para a coleta da história e das queixas, que podem conduzir a um diagnóstico e à exclusão de situações mais graves. Na sequência, deve-se fazer um inventário das relações interpessoais atuais mais significativas do sujeito que procura o AIP. A intenção é avaliar como esse indivíduo está em suas ligações afetivas, assim como avaliar possíveis situações de conflito, que estejam associadas ao início e à manutenção dos sintomas trazidos na anamnese. Uma vez identificados possíveis focos ou conflitos, estes devem ser nomeados e propostos ao paciente como o tema do AIP. Somente com o consenso entre terapeuta e paciente sobre qual seria o foco se inicia a fase seguinte, de ligar o foco aos sintomas, com a determinação de compreender melhor como se dá essa ligação e procurar estratégias de resolução.

É importante, dentro do AIP, buscar um significado para os sintomas do indivíduo, que em parte possam estar relacionados com esse conflito ou foco-problema, mas também associados a vários outros fatores, como determinantes biológicos, psicológicos e sociais. Dar esse significado é preciso para amenizar a possível culpa do paciente por estar se sentindo mal, ou não conseguindo lidar com suas obrigações – não por um problema de fraqueza ou caráter, mas por problemas mais complexos, que afetam seu funcionamento normal. Ao mesmo tempo, ao ligar os sintomas ao foco, auxiliamos o indivíduo a apropriar-se de uma reflexão e ação para enfrentar o impasse, procurando saídas em uma atitude ativa diante do problema. O paciente se responsabiliza por seu tratamento, aliado ao profissional que o acolheu.

Os focos a serem trabalhados são o luto, as disputas, as transições e mudanças de vida e o isolamento social. Para cada um destes existem estratégias específicas, como as relatadas no Quadro 1.

QUADRO 1 Estratégias para problemas

Luto	▪ Chorar e aceitar a perda por meio da reconstrução do relacionamento com o falecido; anterior, durante e após a morte.
	▪ Explorar novos ou restabelecer relacionamentos e interesses prévios.
Disputas	▪ Identificar a disputa e saber em qual estágio ela se encontra: ▪ Renegociação (as partes estão em confronto para encontrar uma solução). ▪ Impasse (as partes pararam de se comunicar). ▪ Dissolução (um ou ambos querem terminar o relacionamento).
	▪ Explorar opções: ▪ Renegociação (determinar problemas, diferenças nas expectativas e procurar alternativas). ▪ Impasse (retomar a comunicação e renegociar). ▪ Dissolução (conduzir o término da forma menos prejudicial).
Transições/ mudanças de vida	▪ Desistir do passado e lidar com a perda através da reconstrução do que foi perdido.
	▪ Aceitar o novo papel da maneira mais positiva possível.
	▪ Desenvolver novas habilidades e relacionamentos que apoiem as mudanças.
Solidão e isolamento	▪ Reduzir o isolamento através da compreensão de suas origens e encontros atuais.
	▪ Encorajar e ajudar no desenvolvimento de oportunidades para relacionamentos.

Fonte: Weissman *et al.*[15]

CONSIDERAÇÕES FINAIS

Nossa experiência revelou que a proposta de oferecer um atendimento de acolhimento aos profissionais de saúde de linha de frente nesse período possibilitou a continência de uma série de vivências associadas ao momento da pandemia, mas, evidenciou, como dito anteriormente, uma série de outras questões já presentes e que foram intensificadas nesse momento.

Assim, pudemos contribuir para o atendimento de pessoas que encontraram, nos atendimentos on-line, alguém disponível para ouvir e compartilhar vivências difíceis de experimentar sem apoio. Muitos atendimentos foram breves e revelaram que a escuta cuidadosa auxiliou na possibilidade de a pessoa entrar em contato com seus recursos emocionais e voltar a se sentir melhor. Outras pessoas puderam entrar em contato com uma demanda emocional antes negada ou não percebida, sendo o acolhimento uma oportunidade de sensibilização para a procura de um processo de atendimento mais em médio e longo prazos. Para aqueles casos considerados mais graves ou de maior demanda, pudemos realizar encaminhamentos mais precisos, evitando a piora dos quadros.

A equipe pôde aprender muitas coisas: iniciar um projeto de trabalho; criar dia a dia; reunir profissionais de diversos serviços que não tinham ainda tido a oportunidade de trabalharem juntos; aumentar a possibilidade de novos contextos de prática e técnicas de intervenção à equipe de residentes que realiza a formação em serviços vinculados ao Departamento de Psiquiatria. E podermos estar juntos, também em nosso acolhimento, em um momento em que o mundo adoeceu, foi outro ponto que gostaríamos de ressaltar em nossa experiência.

Ainda temos muito o que aprender nesse campo do atendimento on-line em crise, mas consideramos que esse trabalho tem sido um ótimo começo.

REFERÊNCIAS BIBLIOGRÁFICAS

1. Murray CJ, Lopez AD. Alternative projections of mortality and disability by cause 1990-2020: Global Burden of Disease Study. Lancet. 1997;349(9064):1498-504.
2. Singh K, Severn M. e-Therapy Interventions for the Treatment of Anxiety: Clinical Evidence. Ottawa: Canadian Agency for Drugs and Technologies in Health; 2018.
3. Castelnuovo G, Gaggioli A, Mantovani F, Riva G. From psychotherapy to e-therapy: the integration of traditional techniques and new communication tools in clinical settings. Cyberpsychol Behav. 2003;6(4):375-82.
4. Giddens J. Critical incident stress debriefing/psychological debriefing: a critical review of the literature. San Diego: Alliant International University; 2008.
5. National Institute of Mental Health. Mental health and mass violence: evidence-based early psychological intervention for victims/survivors of mass violence. A workshop to reach consensus on best practices. Washington, DC: NIMH; 2002.
6. Boffa JW, Stanley IH, Hom MA, Norr AM, Joiner TE, Schmidt NB. PTSD symptoms and suicidal thoughts and behaviors among firefighters. J Psychiatr Res. 2017;84:277-83.
7. Nazarov A, Fikretoglu D, Liu A, Thompson M, Zamorski MA. Greater prevalence of post-traumatic stress disorder and depression in deployed Canadian Armed Forces personnel at risk for moral injury. Acta Psychiatr Scand. 2018;137(4):342-54.
8. Kessler RC, Sonnega A, Bromet E, Hughes M, Nelson CB. Posttraumatic stress disorder in the National Comorbidity Survey. Arch Gen Psychiatry. 1995;52(12):1048-60.
9. Nelson HD, Denneson LM, Low AR, Bauer BW, O'Neil M, Kansagara D, et al. Suicide Risk Assessment and Prevention: A Systematic Review Focusing on Veterans. Psychiatr Serv. 2017;68(10):1003-15.
10. Luz MP, Coutinho ESF, Berger W, Mendlowicz MV, Vilete LMP, Mello MF, et al. Conditional risk for posttraumatic stress disorder in an epidemiological study of a Brazilian urban population. J Psychiatr Res. 2016;72:51-7.
11. Institute of Medicine, Board on Neuroscience and Behavioral Health, Committee on Responding to the Psychological Consequences of Terrorism, Butler AS, Panzer AM, Goldfrank LR, editors. Preparing for the psychological consequences of terrorism: a public health strategy. Washington, DC: National Academies Press; 2003.
12. Pandya A, Katz CL, Smith R, Ng AT, Tafoya M, Holmes A, et al. Services provided by volunteer psychiatrists after 9/11 at the New York City family assistance center: September 12-November 20, 2001. J Psychiatr Pract. 2010;16(3):193-9.
13. North CS, Pfefferbaum B. Mental health response to community disasters: a systematic review. JAMA. 2013;310(5):507-18.
14. Hardiman ER, Jaffee EM. Outreach and peer-delivered mental health services in New York City following September 11, 2001. Psychiatr Rehabil J. 2008;32(2):117-23.
15. Weissman MM, Hankerson SH, Scorza P, Olfson M, Verdeli H, Shea S, et al. Interpersonal Counseling (IPC) for Depression in Primary Care. Am J Psychother. 2014;68(4):359-83.

16. Badger T, Segrin C, Dorros SM, Meek P, Lopez AM. Depression and anxiety in women with breast cancer and their partners. Nurs Res. 2007;56(1):44-53.
17. Menchetti M, Bortolotti B, Rucci P, Scocco P, Bombi A, Berardi D, et al. Depression in primary care: interpersonal counseling vs selective serotonin reuptake inhibitors. The DEPICS Study. A multicenter randomized controlled trial. Rationale and design. BMC Psychiatry. 2010;10:97.
18. Oranta O, Luutonen S, Salokangas RK, Vahlberg T, Leino-Kilpi H. Depression-focused interpersonal counseling and the use of healthcare services after myocardial infarction. Perspect Psychiatr Care. 2012;48(1):47-55.
19. Mossey JM, Knott KA, Higgins M, Talerico K. Effectiveness of a psychosocial intervention, interpersonal counseling, for subdysthymic depression in medically ill elderly. J Gerontol A Biol Sci Med Sci. 1996;51(4):M172-8.
20. Oranta O, Luutonen S, Salokangas RK, Vahlberg T, Leino-Kilpi H. The effects of interpersonal counselling on health-related quality of life after myocardial infarction. J Clin Nurs. 2011;20(23-24):3373-82.
21. Klerman GL, Budman S, Berwick D, Weissman MM, Damico-White J, Demby A, et al. Efficacy of a brief psychosocial intervention for symptoms of stress and distress among patients in primary care. Med Care. 1987;25(11):1078-88.
22. Markowitz JC. How "supportive" is internet-based supportive psychotherapy? Am J Psychiatry. 2008;165(4):534; author reply 534-5.
23. Judd F, Weissman M, Davis J, Hodgins G, Piterman L. Interpersonal counselling in general practice. Aust Fam Physician. 2004;33(5):332-7.
24. Menchetti M, Rucci P, Bortolotti B, Bombi A, Scocco P, Kraemer HC, et al. Moderators of remission with interpersonal counselling or drug treatment in primary care patients with depression: randomised controlled trial. Br J Psychiatry. 2014;204(2):144-50.
25. Neugebauer R, Kline J, Markowitz JC, Bleiberg KL, Baxi L, Rosing MA, et al. Pilot randomized controlled trial of interpersonal counseling for subsyndromal depression following miscarriage. J Clin Psychiatry. 2006;67(8):1299-304.
26. Neugebauer R, Kline J, Bleiberg K, Baxi L, Markowitz JC, Rosing M, et al. Preliminary open trial of interpersonal counseling for subsyndromal depression following miscarriage. Depress Anxiety. 2007;24(3):219-22.
27. Badger TA, Segrin C, Figueredo AJ, Harrington J, Sheppard K, Passalacqua S, et al. Psychosocial interventions to improve quality of life in prostate cancer survivors and their intimate or family partners. Qual Life Res. 2011;20(6):833-44.
28. Matsuzaka CT, Wainberg M, Norcini Pala A, Hoffmann EV, Coimbra BM, Braga RF, et al. Task shifting interpersonal counseling for depression: a pragmatic randomized controlled trial in primary care. BMC Psychiatry. 2017;17(1):225.
29. Holmes A, Hodgins G, Adey S, Menzel S, Danne P, Kossmann T, et al. Trial of interpersonal counselling after major physical trauma. Aust N Z J Psychiatry. 2007;41(11):926-33.
30. Badger TA, Segrin C, Figueredo AJ, Harrington J, Sheppard K, Passalacqua S, et al. Who benefits from a psychosocial counselling versus educational intervention to improve psychological quality of life in prostate cancer survivors? Psychol Health. 2013;28(3):336-54.

8

Psicoterapia de adolescentes usando games e aplicativos: é possível?

Germano Henning, Raissa Roberti Benevides, Túlio Andrade

INTRODUÇÃO

Atualmente, é fácil ter clareza sobre o que é uma criança, um adolescente ou um adulto, mas nem sempre foi assim. A sociedade passou por muitas transformações até compreender as particularidades de cada fase do desenvolvimento humano. Até o século XII, não existia uma concepção de criança, e até o século XVIII as crianças eram tratadas como miniaturas dos adultos ou "miniadultos"[1,2]. Segundo Ariès[1], somente no século XIX a adolescência surge como fase; desde então foi compreendida com características peculiares e diferentes do que as demais fases.

Sobre essas características, é popularmente atribuído ao adolescente que essa é "uma fase difícil, geradora de crise, um foco de patologias, um poço de sofrimentos para os jovens e suas famílias"[3]. Por isso essa dificuldade em lidar com adolescentes é percebida pelos encaminhamentos dos casos vindos aos consultórios de Psicologia, para onde os pais levam os seus filhos por não conseguirem dialogar ou se entender com eles. Além do atendimento direto com o adolescente, muitas vezes são solicitadas sessões de orientações de pais e, na maioria das vezes, é notado um distanciamento dos pais com os seus filhos.

Em muitas ocasiões os pais têm essas dificuldades e, por curiosidade, nos perguntam qual é o modo de tratamento ou como nos relacionamos com os adolescentes. Ressaltamos quatro aspectos: (1) a importância da construção do vínculo; para isso, digo sobre a importância de (2) utilizar os games para facilitar esse vínculo; e (3) se atualizar sobre o mundo dos adolescentes. Por último, (4) a importância de sempre ler e estudar sobre conhecimento técnico da Psicologia.

Sobre o uso dos games eletrônicos nos atendimentos, é normal os pais responderem: "Nossa! Nunca vi videogame no consultório!". Alguns perguntam se é "correto" utilizar games ou tecnologias dentro de um *setting* tão ligado ao conceito de que psicólogo serve "para apenas conversar".

Para discutir essa questão, é importante fazer um breve histórico sobre essa concepção da psicoterapia tradicional, que se fortalece como prática da saúde mental no século XX[4], com o objetivo de tratar várias questões humanas. Diferentemente do tratamento psiquiátrico, a psicoterapia não utiliza a medicação, pois parte da compreensão do problema do paciente (ou cliente) para diminuir o seu sofrimento e orientá-lo quando necessário.

O senso comum sobre o ambiente da clínica psicológica é: uma clínica decorada com uma arte mais clássica, vários livros nas prateleiras e um divã. Para os atendimentos com crianças, provavelmente será um local mais colorido, com jogos de tabuleiros, caixa lúdica etc. Por mais que seja uma concepção antiga, ainda ocorre com certa frequência no consultório, pois, várias vezes, os clientes que ali chegam dizem: "Nossa, eu acreditava que você fosse uma pessoa mais velha e que não teria videogames nem televisão na sala de atendimento".

Esse trecho inicial será o guia da reflexão sobre o uso de games nos atendimentos com crianças, adolescentes e, também, com adultos. Com a evolução da tecnologia, exige-se uma adaptação dos profissionais e, inclusive, dos pais para se vincularem aos adolescentes, mesmo que a maior parte da Psicologia se coloque contrária a essa adaptação clínica com o uso dos games ou da tecnologia.

Durante a pandemia de covid-19, muitos profissionais da saúde tiveram de se modernizar para os atendimentos on-line, e essa nova estrutura trouxe muitas dificuldades para a adaptação do contexto clínico para o contexto virtual. Dessa forma, o objetivo do texto é analisar o uso dos games eletrônicos e dos aplicativos para os atendimentos, tanto no contexto presencial quanto nos atendimentos on-line. Além da questão dos games, farão parte da análise tanto a compreensão das mudanças socioculturais dos jovens como a adaptação necessária do atendimento clínico com os adolescentes da perspectiva da análise do comportamento e da gamificação.

A DIFICULDADE NA RELAÇÃO COM OS PAIS

Quando se trata das queixas trazidas pelos pais sobre o adolescente, é importante analisarmos a qualidade da relação do jovem dentro do seu contexto familiar e entendermos o seu funcionamento. Hutz e Bardagir[5] conduziram um estudo sobre a influência dos pais na indecisão profissional, na ansiedade e na depressão. Foi realizado um experimento com 467 adolescentes entre 15 e 20 anos, e estudantes do último ano do ensino médio. Os instrumentos aplicados foram o Inventário de Estilos Parentais e os Inventários de Beck de Ansiedade e Depressão. Os resultados mostraram que os estilos dos pais tiveram impacto significativo sobre a depressão e a ansiedade. Apresentaram maior índice de depressão e ansiedade os adolescentes que tinham pais autoritários ou negligentes. Não houve impacto na decisão profissional, mas, segundo o artigo, o impacto se deu no bem-estar diante das indecisões profissionais.

Outro estudo importante deixa evidentes as relações dos jovens dentro do núcleo familiar. Wagner *et al.*[6] conduziram um estudo com 295 jovens com idades entre 11 e 16 anos. Foi aplicado um questionário para avaliar a comunicação com os pais. Os resultados mostram que a mãe é a pessoa mais procurada (49,8%). Em segundo, o irmão mais velho (17,6%); depois o pai (12,2%) e, por último, o irmão mais novo (2,4%). Um dado interessante é o motivo pelo qual os adolescentes não procuram o irmão mais novo: eles acreditam que o irmão não seja capaz de compreendê-los. Por isso essa taxa é menor quanto maior for a diferença de idade entre os irmãos.

Quando analisados os dados e separados por gênero, 57% das meninas e 44,4% dos meninos procuram a mãe. Em contrapartida, 21,5% dos meninos e somente 4,6% das meninas procuram o pai. Esses dados mostram como é discrepante a busca pelo pai por ambos os gêneros, o que torna uma importante área para pesquisa clínica, para entender como se formam os laços entre os familiares.

Para entender a percepção do jovem sobre os pais, encontrar estudos sobre as principais queixas dos filhos sobre eles não é fácil. Geralmente, na literatura, encontramos pesquisas sobre a percepção dos pais sobre os filhos[6-9]. Todavia, essas relações conflituosas com os pais trazem divergências e sofrimentos para a família e para o adolescente, além de outros desafios que a vida já oferece. Quando o jovem é trazido ao consultório, como psicólogo clínico vemos outra questão ao atender esse adolescente: como formar o vínculo com ele?

O VÍNCULO E O PROBLEMA DA ADESÃO AOS TRATAMENTOS

Dependendo do objetivo terapêutico e da abordagem teórica do profissional, Starling[10] afirma que a terapia pode envolver uma série de "tarefas" terapêuticas, como registrar a ocorrência de um comportamento ou realizar a tal orientação (por exemplo, tentar dormir cedo, cumprimentar pessoas na recepção e outros). A importância de seguir a orientação de um profissional é imprescindível para a melhora em qualquer outra área da saúde, como Odontologia, Enfermagem, Medicina, Fonoaudiologia e Nutrição[11]. A palavra-chave para melhorar a adesão ao tratamento é vínculo.

O vínculo é um dos aspectos mais importantes para um bom desenvolvimento em qualquer tipo de tratamento[11]. Para a psicoterapia, a relação terapêutica é uma das ferramentas mais determinantes para a evolução terapêutica e, segundo os clientes da psicoterapia, ela é mais relevante do que exatamente a técnica utilizada no tratamento[12]. Segundo esses mesmos autores, o vínculo terapêutico auxilia no engajamento à terapia e permite o desenvolvimento de comportamentos adequados, os quais resultam em melhores expectativas e soluções para superar resistências.

Se o terapeuta exercer uma participação efetiva no tratamento, a relação terapêutica pode atuar positivamente no tratamento, pois o cliente se sentirá confortável para fornecer informações relevantes e seguir os objetivos terapêuticos, aumentando a efetividade da intervenção[13,14]. A partir dos anos 1980, houve um aumento expressivo de pesquisas que demonstram a importância do vínculo terapêutico para a efetividade das práticas psicoterápicas[15].

O vínculo, ou relação terapêutica, implica diretamente no seguimento das orientações vindas de um profissional. Na literatura, a taxa de seguir as indicações de um profissional da saúde varia muito. Taylor[16] afirma que, quando os pacientes recebem as orientações de um profissional da saúde, a variação de seguimento das recomendações é de 7% a 85%. Quando envolve cigarros, por exemplo, a taxa é de 20% e, mesmo com comorbidades (problemas cardíacos), a taxa varia entre 25% e 35%.

Com relação à Psicologia Clínica, Wierzbicki e Pekarkik[17] revisaram 125 estudos, revelando uma taxa de abandono do tratamento de 46,86%. Em dois estudos analisando clínicas-escolas ligadas a universidades[18,19], observou-se um porcentual de abandono quase igual, 49%. Há, ainda, um estudo de Viale-Val *et al.*[20] que conclui que a taxa de abandono das terapias psicológicas, quando envolve adolescentes, é maior do que as taxas de abandono das terapias voltadas para crianças ou adultos.

As pesquisas levantadas anteriormente são de âmbito institucional, ou seja, por alguma razão, quando se trata de clínicas particulares, não há publicação sobre registros ou dados dos motivos que levaram seus clientes à desistência da terapia. Starling[10] afirma que seria importante para as práticas psicológicas se os terapeutas registrassem dados de processo da terapia como início, meio e final do tratamento, de modo que esses dados pudessem fornecer informações sobre um tipo de tratamento. De modo geral, na literatura, com relação à clínica particular, há carência de dados quantitativos sobre taxas de abandono ou de razões que levaram à desistência.

Dessa maneira, é importante que o profissional saiba construir ferramentas e esteja atento aos comportamentos dos clientes, com o objetivo de sempre avaliar e tentar discutir a relação terapêutica ou adesão ao tratamento. Alguns indicadores facilitam detectar o início do abandono do tratamento, como pedir para remarcar frequentemente, faltar às sessões, mentir sobre o cotidiano mesmo quando os pais passam informações sobre algum fato importante ou respostas monossilábicas.

Os efeitos para a não adesão aos tratamentos podem ser desastrosos, como: (a) não seguir as orientações do profissional; (b) fortalecer a crença de que não gosta dos profissionais da saúde; e (c) manter os mesmos hábitos e aumentar a resistência para mudanças no futuro[21].

Em vista desses temas debatidos anteriormente, quando perguntamos sobre os motivos que levaram os clientes a desistir do tratamento anterior, as queixas mais comuns são: (a) "O terapeuta anterior era velho"; (b) "Parece que o terapeuta anterior não entende o meu mundo" ou "Ele não gostava de tecnologia nem conhecia as redes sociais que eu mencionava"; (c) "A sessão era chata, monótona e, às vezes, tinha até caixa lúdica".

Ao longo de onze anos como psicólogo clínico, sempre considerei o interesse pessoal por tecnologia e games para utilizar nos atendimentos com adolescentes. Além de uma série de formações complementares, o uso de avaliações contínuas é imprescindível para se ter uma análise mais concreta sobre a evolução da terapia.

Com relação ao vínculo e à adesão do adolescente ao tratamento, é importante o adulto se adequar ao seu universo. Não só o profissional da saúde; os pais, também. Neufeld *et al.*[22] afirmam sobre a tal importância desse aspecto:

> Para tratar adolescentes, é preciso também estar disposto. Disposto a embarcar em seu universo e em suas questões, como, por exemplo, atualizar-se em relação a filmes, séries, jogos, tecnologias e músicas que são do interesse do paciente, a fim de, de alguma maneira, começar a compreender seu mundo. Além disso, muitas situações trazidas por um jovem podem parecer banais para um adulto, mas podem ter um significado muito importante para o adolescente. Essa empatia e essa disposição devem, acima de tudo, ser genuínas, do contrário, o processo terapêutico certamente estará prejudicado. Também o comportamento opositivo característico deve ser trabalhado com a validação dos pensamentos e das emoções do paciente, mas nunca de maneira confrontativa ou autoritária[22].

Fica claro que, com esse trecho, a questão da ampliação das habilidades sociais dos pais ou dos profissionais da saúde deve ser transformada e remodelada constantemente, de acordo com as mudanças socioculturais. Essas mudanças trazem impacto na nossa concepção de jovem, tornando *impossível* a ideia de que nós, adultos, saberemos "como é a vida de jovem" em sua totalidade. Muito provavelmente o jovem simplesmente lhe responderá: "Não, você não sabe". É necessário lembrar que a tecnologia se manifesta através de *apps*, redes sociais, jogos eletrônicos e outros.

Até agora, esperamos que tenham ficado claras a relação entre a concepção social de criança e adolescente, as crenças com relação à terapia tradicional e o preconceito no uso de jogos no contexto clínico. Também há as dificuldades da relação do adolescente com os pais, a importância em focar no vínculo, para diminuir os prejuízos da não adesão aos tratamentos, e a relevância de o profissional se atualizar de acordo com as mudanças tecnológicas e socioculturais dos adolescentes.

SOBRE A APLICAÇÃO DOS GAMES NOS ATENDIMENTOS CLÍNICOS

Muitos artigos científicos apontam pontos positivos e negativos do uso da tecnologia[23]; porém, praticamente a maioria dos estudos afirma que os dados ainda são inconclusivos. Sendo assim, a proposta deste texto é validar e instrumentalizar os terapeutas a utilizarem alguns games, aplicativos e plataformas para facilitar a intervenção psicológica.

Como analista do comportamento, é importante analisar qual será a função do jogar dentro do atendimento clínico, ou seja, para qual finalidade se está utilizando o jogo eletrônico. Lembre-se de que, se usado inadequadamente, o jogo pode prejudicar a qualidade do atendimento. Também é importante que o profissional saiba explicar aos pais e ao cliente o porquê do uso dessas ferramentas.

De modo didático, existem algumas possibilidades para inserir os games eletrônicos nas intervenções separadas por função:

- **Fortalecimento de vínculo:** para o início do tratamento, existem casos em que o cliente tem resistência/oposição ao tratamento; a opção de jogos durante o atendimento seria indicada para a construção do vínculo terapeuta-paciente. Vale lembrar que, para alguns adolescentes, o único interesse são os jogos eletrônicos.
- **Aumentar a participação na sessão:** uma possível técnica é, por exemplo, construir um roteiro sobre os temas a serem debatidos na sessão. Ao iniciar a sessão, avisar sobre os temas que serão debatidos e o nível de discussão desejado pelo terapeuta (por exemplo: "Quero falar sobre os seus pais, entender o motivo da briga da semana passada e pensar em diálogos possíveis para se ter com eles. Quando conversarmos tudo certinho, podemos jogar!").
- **Fortalecimento para registro fora da sessão:** há situações em que o terapeuta estabelece quais são as tarefas que serão registradas ao longo da semana (por exemplo: "Ao longo da semana, a sua tarefa será registrar as

tentativas de interações sociais durante o intervalo. Se você conseguir registrar 80%, podemos jogar na próxima semana!").

- **Diminuição da ansiedade:** em muitos casos, principalmente quando as interações sociais desencadeiam ansiedade, os games podem facilitar a conversa entre o cliente e o terapeuta (por exemplo: enquanto joga Fifa, o terapeuta pode perguntar sobre a briga com os pais; a atividade do jogo diminui os efeitos da ansiedade em conversar sobre o assunto).
- **Ampliação de conteúdo:** geralmente, os casos de déficit das habilidades sociais envolvem dificuldades de interações sociais com pares ao decorrer da vida. Muitas vezes acompanham uma limitação de repertório de conteúdo, pois esse repertório é construído a partir do sucesso das interações sociais[24]. Atualmente, na indústria de jogos, existem vários que são ricos em conteúdo e que, em sessão terapêutica, facilitam o incentivo para ampliar tais repertórios. Existem jogos com foco em história (*Age of Empires*, *Civilization*, *Tropico*...), esportes (*FIFA*, *NBA 2K*...), cultura pop (*Fortnite*...), administração (*Jogos da Paradox*, *SimCity*), simuladores (*PC Building*, *Flight Simulator*, *Farming Simulator*, *The Sims*). Para casos que envolvem interesse restrito, uma técnica utilizada pode ser um acordo para experimentar novos jogos depois de um game de interesse do cliente (por exemplo: "Que tal o seguinte acordo: começamos jogando um jogo que eu gosto, como Fifa, e depois jogamos um jogo que você gosta. O que acha?").
- **Desenvolvimento de aspectos cognitivos:** Rivero, Querino e Starling-Alves[25] conduziram uma revisão sistemática para investigar se há relação entre o uso de jogos eletrônicos com a melhora nas habilidades cognitivas, como atenção seletiva visual, atenção visuoespacial, atenção auditiva, processamento perceptivo visual e espacial, rotação mental, sensibilidade ao contraste, flexibilidade cognitiva, memória operacional e diminuição do tempo de processamento de informações. O resultado sugere a possibilidade de usar jogos eletrônicos para a reabilitação neuropsicológica, pois a maioria dos estudos mostrou resultados favoráveis. Vale ressaltar que, na discussão do estudo, os autores afirmam que o campo das habilidades cognitivas é complexo e necessita de maior produção de dados para uma conclusão mais concreta, sobretudo quando se trata da definição de um método de mensuração da generalização na vida do sujeito para avaliar os ganhos cognitivos.
- **Desenvolvimento da criatividade:** um dos resultados mais robustos na literatura é a influência dos games eletrônicos na criatividade[26-30]. Existe um gênero de jogos classificado como *sandbox* (do inglês, caixa de areia) indicado para desenvolver o comportamento criativo. Um dos jogos mais bem-sucedidos de todos os tempos é o *Minecraft*. Existem outros jogos do

gênero que são indicados, como *Roblox*, *Ark*, *Terraria* e *The Sims*. É importante o terapeuta participar do processo criativo, auxiliando o planejamento do cliente (por exemplo: "Vamos construir um navio no Minecraft? Para isso, vamos primeiro desenhar o que você está imaginando e contar os blocos necessários para a tal construção. O que acha?").

- **Desenvolvimento das habilidades sociais:** muitos jogos podem auxiliar as habilidades sociais, sobretudo nos gêneros de jogos que promovem cooperação, ou seja, jogos que auxiliam o trabalho de equipe. Atualmente, diversos jogos promovem tais interações, como *Overcooked*, *Portal 2*, *Snipperclips*, *Minecraft*, *Stardew Valley* e outros tantos. Durante a sessão terapêutica, esses jogos promovem um clima amigável e divertido entre cliente e terapeuta, o que facilita o fortalecimento do vínculo. Também há a possibilidade de o terapeuta jogar junto com o cliente, no contexto *multiplayer* (com outros jogadores).

Sobre os tipos de console:

- O *Nintendo Switch* é indicado para atendimentos com crianças e adolescentes, com uma diversidade de jogos cooperativos e interativos.
- *Playstation* e *Xbox* possuem muitos jogos para um público mais velho, com possibilidade de jogos violentos.
- O celular é o dispositivo mais utilizado e o preferido entre os brasileiros. De acordo com a Pesquisa Games Brasil 2019[31], 83% dos entrevistados preferem utilizar o celular para jogar, seguido por videogames (48,5%). Alguns fatores para a preferência do brasileiro pelo celular são: a facilidade; o custo dos jogos, sendo alguns gratuitos; e a mobilidade para jogar. O uso desses recursos garante ao terapeuta uma vasta possibilidade de tornar a sua sessão terapêutica mais atraente. Lembrando que, na literatura, os games são mais motivadores, têm um sistema de recompensa complexa e efetiva, são divertidos e podem ser praticados em vários ambientes, como casa ou consultório[25,32-34].

O USO DA TECNOLOGIA (*APPS*) PARA AVALIAÇÃO CONTÍNUA DO TRATAMENTO

Além de alguns jogos possíveis para celular, o uso terapêutico dos celulares é ainda mais amplo. O lado positivo do desenvolvimento de aplicativos para aparelhos é a sua facilidade na construção e na distribuição, comparada com a complexidade da programação de jogos em consoles, ou até mesmo a confecção e distribuição de um material físico como jogo de tabuleiro, livros infantis e cartões terapêuticos.

Uma das maiores vantagens dos aplicativos é a facilidade de registro do comportamento e eficiência para a sua análise. A possibilidade de realizar o registro fora do contexto da clínica é uma ferramenta poderosa para o terapeuta, pois pode ter informações valiosas para compreender a evolução do tratamento.

Geralmente os aplicativos, por serem desenvolvidos com uma programação mais simples, executam uma tarefa bem específica. Ao acessar as lojas virtuais como Google Store ou App Store, o terapeuta pode ter acesso a uma lista de ferramentas terapêuticas. Outro ponto positivo é que a produção de aplicativos é muito dinâmica e, por isso, sempre existem novos aplicativos para serem testados.

O uso desses aplicativos pode fortalecer a possibilidade da avaliação contínua do tratamento que, segundo Starling[10], é uma forma de avaliação eficaz, pois permite ao terapeuta acompanhar o progresso do dia a dia, sem precisar contar apenas com o relato do cliente na sessão. A seguir, alguns exemplos de possíveis usos dos aplicativos:

- Casos em que o cliente apresenta dificuldades como ansiedade ou controle de humor: uma das técnicas básicas para esse perfil é o uso de métodos que sirvam para melhorar a respiração ou o autoconhecimento, como *mindfullness*. Aplicativos como: *Stop, Breathe & Think*; *Headspace*; *Relaxing Melodies*; *MindShift*; *Calm*.
- Casos com questões ligadas ao controle de humor: recomenda-se o registro das oscilações de humor ao longo dos dias, como um diário. Para isso, há aplicativos que registram essas oscilações, como *Daylio*, *Emotion Tracker*, *Stress Checker*, *Cogni*.
- Casos em que há sintomas de distúrbio do sono: o aplicativo *Sleep Better* pode auxiliar a monitorar a qualidade do sono. Ao registrar a atividade realizada no dia, o *app* pode avaliar, depois de um maior número de registros, os fatores mais relevantes para um sono agradável.
- Quando há sintomas de compulsão alimentar ou transtorno alimentar: *apps* para registro diário da alimentação podem ser úteis, como *MyFitnessPal* e *Yazio*.
- Aplicativos para auxiliar na atividade física, como *Yoga Daily Fitness*, *Strava*, *NikeRun* e *Zombies, run!*, são motivadores para os clientes que apresentam dificuldade para praticar exercícios. A maioria desses *apps* permite que o usuário compartilhe o progresso com outros usuários. Vale destacar que *Zombies, run!* é um jogo em que a pessoa deve cumprir "missões", correndo na rua para se livrar de zumbis.
- Geralmente os adolescentes têm queixas sobre organização; para esse caso, oriento sempre a instalação de aplicativos que visem ao planejamento das

atividades, com criação de lista de afazeres diários ou mensal, como *Notion*, *Google Agenda*, *Google Task* e *Habitica*.

- Celular como ferramenta de pesquisa, e não só entretenimento: É muito comum utilizarmos nossos celulares para jogar algo, acessar nossas redes sociais e assistir a vídeos em plataformas de *streaming*. Todavia, os celulares também são uma potente ferramenta de pesquisa e estudo. Ao longo dos atendimentos, é possível solicitar a nossos clientes que realizem pesquisas no Google com o objetivo de desenvolver nossos repertórios, como o de pesquisar. Sendo assim, podemos solicitar a eles que procurem por restaurantes na região para que possam convidar seus colegas; que descubram os melhores cursos para se atualizarem profissionalmente; que desenvolvam novos argumentos para poderem discutir melhor e com menos ansiedade com seus colegas.

DISCUSSÃO

Após a leitura deste texto, nosso objetivo é a compreensão do uso de games/tecnologia para beneficiar a qualidade da intervenção. Vale ressaltar que as dicas aqui também se aplicam aos pais, pois podem melhorar a qualidade da interação familiar.

Para estabelecer uma melhor compreensão sobre o universo do adolescente, como afirmam Neufeld *et al.*[22], devemos olhar para outras áreas do conhecimento, tais como Sociologia, Filosofia, Publicidade, Futurismo. Uma área importante para entender os mecanismos de motivação através da tecnologia é a área do design chamada gamificação.

Como sugestão, uma das áreas importantes para acompanhar essas mudanças nos adolescentes é a publicidade. Esse campo se mostra bastante relevante, uma vez que os objetivos de seus estudos, geralmente, são identificar padrões de comportamento e criar "necessidades de consumo" para que eles consigam engajar as pessoas a consumir mais. Portanto, trata-se de uma fonte rica de informações sobre o funcionamento dessa população, como a Pesquisa Game Brasil[31].

Diante de tais informações, podemos orientar de maneira mais acertada nossos clientes sobre como interagir dentro dos grupos sociais que visam adentrar. Vale a pena ressaltar que muitos desses estudos não aparecem em periódicos científicos, mas sim em podcasts, blogs, vídeos e outros.

Quando analisamos a formação dos profissionais da saúde, uma crítica sobre a grade curricular da maioria das faculdades de Psicologia ou Psiquiatria é a ausência de disciplinas relacionadas às áreas mencionadas anteriormente, principalmente as de tecnologia, publicidade e gamificação. O processo da formação tradicional dessas profissões cria uma visão incompleta e bem desatualizada da realidade do adolescente.

É importante ressaltar que as intervenções mencionadas neste texto não trarão os resultados esperados se utilizadas estritamente, apenas como mais uma ferramenta de trabalho. Se o terapeuta não apresentar interesse genuíno pelo universo do adolescente, muito provavelmente não ocorrerá o vínculo terapeuta-cliente. Pelo contrário, o adolescente perceberá o comportamento "falso" do terapeuta e não mostrará interesse, prejudicando a adesão ao tratamento.

Finalmente, o leitor não pode se esquecer de que a aplicação de qualquer técnica terapêutica depende de um conhecimento especializado e acadêmico. As ferramentas apresentadas podem ser utilizadas tanto para o atendimento presencial quanto para o on-line. No caso de ser on-line, é importante que o terapeuta busque plataformas que possibilitem atendimentos mais interativos, que, no caso dos adolescentes, são sugeridos para o uso de plataformas mais comuns para os adolescentes, como o *Discord*, mencionado neste livro.

REFERÊNCIAS BIBLIOGRÁFICAS

1. Ariès P. História social da criança e da família. 2. ed. Rio de Janeiro: LTC; 1981.
2. Heywood C. Uma história da infância: da Idade Média à época contemporânea no Ocidente. Porto Alegre: Artmed; 2004.
3. Frota AMMC. Diferentes concepções da infância e adolescência: a importância da historicidade para sua construção. Estud Pesqui Psicol. 2007;7(1):144-57.
4. Moreira JO, Romagnoli RC, Neves EO. O surgimento da clínica psicológica: da prática curativa aos dispositivos de promoção da saúde. Psicol Cienc Prof. 2007;27(4):608-21.
5. Hutz CS, Bardagir MP. Indecisão profissional, ansiedade e depressão na adolescência: a influência dos estilos parentais. Psico-USF. 2006;11(1):65-73.
6. Wagner A, Falcke D, Silveira LMBO, Mosmann CP. A comunicação em famílias com filhos adolescentes. Psicol Estud. 2002;7(1):75-80.
7. Pardo MBL, Carvalho MMSB, Santos AB. Os filhos na perspectiva dos pais: relatos a partir de um grupo de orientação. Anais do VI Colóquio Internacional Educação e Contemporaneidade; 20-22 de setembro de 2012; São Cristóvão, SE.
8. Coelho MV, Murta SG. Treinamento de pais em grupo: um relato de experiência. Estud Psicol. 2007;24(3):333-41.
9. Serra-Pinheiro MA, Guimarães MM, Serrano ME. A eficácia de treinamento de pais em grupo para pacientes com transtorno desafiador de oposição: um estudo piloto. Rev Psiquiatr Clin. 2005;32(2):68-72.
10. Starling RR. Prática controlada: medidas continuadas e produção de evidências empíricas em terapias analítico-comportamentais. São Paulo. Tese [Doutorado em Psicologia] – Universidade de São Paulo; 2010.
11. Brunello MEF, Ponce MAZ, Assis EG, Andrade RLP, Scatena LM, Palha PF, et al. O vínculo na atenção à saúde: revisão sistematizada na literatura, Brasil (1998-2007). Acta Paul Enferm. 2010;23(1):131-5.
12. Raue PJ, Goldfried MR. The therapeutic alliance in cognitive-behavior therapy. In: Horvath AO, Greenberg LS, editores. The working alliance: theory, research, and practice. Nova Iorque: John Wiley & Sons; 1994. p. 131-52.

13. Rangé B. Relação terapêutica. In: Rangé B, organizador. Psicoterapia comportamental e cognitiva dos transtornos psiquiátricos. Campinas: Psy; 1995. p. 43-66.
14. Lettner HW. Avaliação comportamental. In: Rangé B, organizador. Psicoterapia comportamental e cognitiva dos transtornos psiquiátricos. Campinas: Psy; 1995. p. 27-32.
15. Horvath AO, Greenberg LS. Introduction. In: Horvath AO, Greenberg, LS, editores. The working alliance: theory, research, and practice. Nova Iorque: John Wiley & Sons; 1994. p. 109-28.
16. Taylor SE. Psicología de la salud. México, DF: McGraw-Hill Interamericana; 2007.
17. Wierzbicki M, Pekarik G. A meta-analysis of psychotherapy dropout. Professional Psychology: Research and Practice. 1993;24(2):190-5.
18. Lhullier AC, Nunes MLT, Horta BL. Preditores de abandono de psicoterapia em pacientes de clínica-escola. In: Silvares EFM, organizadora. Atendimentos psicológicos em clínica-escola. Campinas: Alínea; 2006. p. 229-46.
19. Mantovani CCP, Marturano EM, Silvares EFM. Abandono do atendimento em uma clínica-escola de psicologia infantil: variáveis associadas. Psicol Estud. 2010;15(3):527-35.
20. Viale-Val G, Rosenthal RH, Curtiss G, Marohn RC. Dropout from adolescent psychotherapy: A preliminary study. J Am Acad Child Psychiatry. 1984;23(5):562-8.
21. Moraes ABA, Rolim GS, Costa Jr AL. O processo de adesão numa perspectiva analítico comportamental. Rev Bras Ter Comport Cogn. 2009;11(2):329-45.
22. Neufeld CB, Maltoni J, Longhini LZ, Amaral JAG. Estratégias de manejo terapêutico com adolescentes. In: Neufeld CB, organizador. Terapia cognitivo-comportamental para adolescentes: uma perspectiva transdiagnóstica e desenvolvimental. Porto Alegre: Artmed; 2017. p. 156-77.
23. Lemos IL, De Abreu CN, Sougey EB. Dependência de internet e de jogos eletrônicos: um enfoque cognitivo-comportamental. Rev Psiq Clin. 2014,41(3):82-8.
24. Caballo VE. Manual de avaliação e treinamento das habilidades sociais. 1. reimp. São Paulo: Santos; 2006.
25. Rivero TS, Querino EHG, Starling-Alves I. Videogame: seu impacto na atenção, percepção e funções executivas. Neuropsicologia Latinoamericana. 2012;4(3):38-52.
26. Lastowka G. Minecraft as Web 2.0: Amateur creativity & digital games. [internet]. SSRN, 5 de outubro de 2011. [acesso em 23 de dezembro de 2020]. Disponível em: https://papers.ssrn.com/sol3/papers.cfm?abstract_id=1939241
27. Moffat DC, Crombie W, Shabalina O. Some video games can increase the player's creativity. International Journal of Game-Based Learning. 2017;7(2):35-46.
28. Jackson LA, Games AI. Chapter 1 – Video games and creativity. In: Green GP, Kaufman, James C, editores. Video games and creativity. San Diego: Academic Press; 2015. p. 3-38.
29. Jeffries KK. Skills for creativity in games design. Design Studies 2011;32(1):60-85.
30. Kim YJ, Shute VJ. Chapter 5 – Opportunities and challenges in assessing and supporting creativity in video games. In: Green GP, Kaufman JC, editores. Video games and creativity. San Diego: Academic Press; 2015. p. 99-117.
31. Pesquisa Game Brasil. PGB 19. 2019.
32. Bateman C. Playing work, or gamification as stultification. Information, Communication & Society. 2018;21(9):1193-203.
33. Bostan B. Player motivations: A psychological perspective. Computers in Entertainment. 2009.
34. Rogers S, Evans J. Playing the game? Exploring role play from children's perspectives. Int J Phytoremediation. 2006;21(1):43-55.

9

Sistema GTR on-line: psicoterapia em grupo on-line gamificada para o desenvolvimento de repertório social de crianças e adolescentes

Raissa Roberti Benevides, Germano Henning,
Túlio Andrade

INTRODUÇÃO À PSICOTERAPIA DE GRUPO

A prática psicológica nasceu baseada nas intervenções individuais. Contudo, à medida que se tornou necessária, tanto para reduzir os custos quanto para aumentar a possibilidade de efeitos de generalização (o cliente emitir os comportamentos treinados em sessão no ambiente natural), foi criada a psicoterapia de grupo. Esta se configura como uma terapia com mais de um indivíduo, podendo ter inúmeros focos e ser regida por profissionais de diversas abordagens da Psicologia.

Na psicoterapia em grupo, as interações entre os membros do grupo e os terapeutas torna-se o material com o qual a terapia é conduzida, juntamente com experiências passadas e experiências fora do grupo terapêutico. A partir da utilização desse modelo, perceberam-se diversos benefícios:

- Estar em contato com um ambiente verossímil à realidade.
- Treinar comportamentos aprendidos na própria sessão.
- Proporcionar observação e treinos de habilidades sociais.
- Ter opção entre participar ativamente ou como observador.
- Oferecer a oportunidade de modelos de repertórios a serem adquiridos.
- Oferecer a oportunidade de dar e receber apoio imediato aos demais participantes.
- Trabalhar em equipe para solucionar situações problemas, entre outros.

RETROSPECTIVA HISTÓRICA DA TERAPIA DE GRUPO

De maneira oposta à psicoterapia individual, a origem da psicoterapia de grupo é menos precisa. Contudo, vale realçar fatos marcantes durante a origem e o desenvolvimento desse formato psicoterapêutico. Um dos pioneiros nessa empreitada foi o médico americano Joseph H. Pratt. Em 1905, ao cuidar de pacientes diagnosticados com tuberculose, Pratt reunia-os uma vez por semana em grupos de 15 a 20 participantes para orientações clínicas, de qualidade de vida e reeducação comportamental[1].

Alguns anos depois, esse modelo se expandiu nos Estados Unidos, ampliando-se para pacientes com deficiências mentais, somando o objetivo de oferecer apoio ao grupo de pacientes e a oportunidade de compartilhar experiências. Esse modelo ainda hoje é usado como referência, usado principalmente com pacientes doentes[1].

No período subsequente, entre 1909 e 1920, Lazzell e March, de forma independente, descrevem a utilização da psicoterapia de grupo para o tratamento de pacientes psicóticos. Lazzel verificou vantagens na adesão do tratamento por parte dos pacientes, acolhimento e aceitação das condições enfermas. Por sua vez, Marsh descreveu seus grupos contendo de 200 e 400 participantes, com participação voluntária e frequência de três vezes sessões por semana. Além dos momentos de conversa, havia atividades variadas, como canto e aulas sobre doenças mentais. Marsh foi o primeiro a apontar que o grupo favorecia a sociabilidade dos participantes[1].

Em 1925, Burrow realizava grupos com cerca de dez participantes, em sessões semanais de uma hora de duração cada, com pacientes ambulatoriais não psicóticos. Ele foi um dos primeiros a enfatizar a interação entre os membros e a fazer a análise de grupo, isto é, analisar as falas e as ações dos participantes durante a realização do grupo[1].

Paralelamente a esses autores, em Viena, Moreno se debruçou sobre a psicoterapia de grupo e o psicodrama. Entre 1910 e 1914, formou grupos com crianças nos parques da cidade e improvisava representações nas ruas, procurando desenvolver grupos de discussão e autoajuda. Em decorrência dos resultados positivos, em 1921 fundou, com um grupo de atores, o Teatro de Improvisação. Considerando que a atuação pudesse ser um meio relevante para lidar com problemas psíquicos, criou, ainda, o Psicodrama[1]. Também em 1921 e em Viena, Adler e colaboradores fundaram o Centro de Aconselhamento para Pais e Filhos, onde tratavam os pacientes e as famílias de forma concomitante em formato de grupos[1].

A partir da década de 1920, o uso da terapia de grupo em Psiquiatria cresceu significativamente, particularmente em pacientes internados. Inicialmente, termos diversos foram empregados: tratamento em massa, aula ou instrução em massa e terapia coletiva. Com o tempo, a estrutura da estratégia começou a ser mais bem definida, como número de participantes, frequência e duração da sessão e do tratamento, grupos homogêneo e heterogêneo, admissão ou não de novos participantes, emprego concomitante de psicoterapia individual, regras e preparo do paciente[1].

Uma indicação sobre a aceitação e o crescimento da psicoterapia de grupo é o constante aumento do número de publicações. De acordo com levantamentos bibliográficos citados por Bechelli e Santos[1], o número de artigos científicos publicados sobre o tema de terapia de grupo, no período de 1906-1945, foi de 228. Posteriormente, entre 1946 e 1950, 536 artigos; entre 1951 e 1955, 876 artigos. Já no período de 1977 a 1981, foram publicados artigos sobre psicoterapia de grupo em 400 diferentes revistas científicas. Esse crescimento se deu, principalmente, pela expansão da utilização para além de atendimentos de pacientes psiquiátricos: também na assistência a doentes de diversas condições médicas e por organizações comunitárias de autoajuda.

TREINAMENTO DE HABILIDADES SOCIAIS EM GRUPO

No que concerne ao uso dessa modalidade para o ensino de repertório social, verificaram-se vantagens expressivas no treinamento em grupo, uma vez que um grupo de indivíduos favorece um ambiente social mais complexo e, com isso, maior variedade de modelos para os participantes, bem como reprodução de forma similar de encontros interpessoais e o favorecimento da consolidação e generalização dos comportamentos treinados. Além disso, mesmo sendo um ambiente protegido, faz um intermédio entre a aprendizagem e a prática, sendo possível adquirir certas habilidades durante a realização do grupo, já que este oferece oportunidades ao vivo com outros participantes. Vale ressaltar, ainda, a possibilidade de *feedback* imediato ao comportamento do participante, tanto por parte dos terapeutas quanto dos demais participantes[2].

O que é repertório de habilidades sociais?

Ensinar repertório social é um desafio para qualquer psicoterapeuta – ainda mais porque a meta não é apenas ensinar um repertório social, mas também a competência social. Essa diferença entre habilidades sociais e competência social nem sempre foi clara.

O termo "habilidades sociais" refere-se a um conjunto de "comportamentos sociais valorizados em determinada cultura com alta probabilidade de resultados favoráveis para o indivíduo, seu grupo e comunidade que podem contribuir para um desempenho social competente em tarefas interpessoais"[3]. Nesse sentido, habilidades sociais referem-se a um repertório comportamental que possui uma classe geral e subclasses de comportamentos sociais. Algumas dessas classes sociais são: comunicação, civilidade, fazer e manter amizade, empatia, assertividade, expressar sentimentos, manejar conflitos, resolver problemas interpessoais, entre outras.

Vale mencionar, ainda, que as habilidades sociais não se restringem a componentes verbais, mas também a componentes não verbais e paralinguísticos. Esses componentes definem a forma e a topografia do desempenho social e dizem respeito a latência, duração, volume, velocidade, ritmo, tonalidade e fluência da fala, bem como contato visual, expressões faciais, postura corporal, contato físico e proximidade do outro[3].

Todas essas características do repertório de habilidades sociais contribuem para a função do comportamento, uma vez que pequenas modificações na topografia podem afetar sua funcionalidade, isto é, seus resultados interpessoais. Portanto, ao ensinar repertórios sociais, é preciso considerar todos esses aspectos, para que nosso aprendiz alcance a competência social.

Mas quando o indivíduo é competente socialmente?

Por sua vez, a competência social diz respeito a um "desempenho de um indivíduo (pensamentos, sentimentos e ações) em uma tarefa interpessoal que atende aos objetivos do indivíduo e às demandas da situação e cultura, produzindo resultados positivos conforme critérios instrumentais e éticos"[3]. Nesse sentido, as habilidades sociais referem-se a como o indivíduo se comporta e qual seu repertório social, e a competência social diz respeito à qualidade e à efetividade do desempenho, considerando as demandas sociais desse indivíduo; a competência social refere-se, portanto, muito mais à generalização do comportamento.

De acordo com Del Prette e Del Prette[3], para a avaliação da competência social há alguns critérios:

- O objetivo do comportamento social foi cumprido?
- Houve a manutenção ou melhora da autoestima dos envolvidos?
- Houve a manutenção ou melhora da qualidade da relação?
- Houve equilíbrio de poder entre os interlocutores?
- Houve respeito ou ampliação dos direitos humanos interpessoais durante a relação dos envolvidos?

Em vista disso, nem sempre um comportamento atinge todos os critérios de competência social; por isso, a atribuição de comportamento socialmente competente pode ser maior ou menor, dependendo da quantidade e da diversidade dos critérios alcançados. Além disso, vale pontuar que os comportamentos socialmente competentes não precisam ser extraordinários, mas, sim, produzir resultados desejáveis conforme os critérios.

Essa breve explanação sobre conceitos, componentes e avaliação de um repertório social evidencia o motivo de o ensino do repertório social ser um desafio, uma vez que o terapeuta deve ensinar uma gama de comportamentos, bem como estar sob o controle de inúmeras variáveis que podem afetar a efetividade desse comportamento. Por isso, a Psicologia buscou inúmeras estratégias para o desenvolvimento do repertório social. Podem-se citar psicoterapia para pais e/ou crianças, individual ou em grupo; esportes[4]; histórias sociais[5]; jogos educativos[6]; entre outras.

O SISTEMA GTR E SUA HISTÓRIA

Diante dessas vantagens, o Sistema GTR foi criado como psicoterapia em grupo presencial gamificada para o desenvolvimento de repertório social para crianças e adolescentes. O início de sua aplicação ocorreu em 2013 e, desde então, passou por diversas alterações e ajustes, de acordo com testes e resultados.

As primeiras sessões do Sistema GTR eram focadas para adolescentes de 14 a 16 anos, com diagnósticos de transtorno opositor e desafiador, transtorno de humor bipolar e vício em jogos eletrônicos. As sessões tinham duração de seis horas e ocorriam mensalmente. Apesar da baixa frequência da ocorrência das sessões, já foi possível observar alta motivação e adesão à intervenção e aumento no número de saídas entre os participantes do grupo.

Para chegar ao formato utilizado nos dias atuais, foram realizados muitos reajustes na frequência e duração da intervenção, implementação de tarefas de casa, abertura do público atendido e também na adaptação dos materiais e implementação de atividades com foco na generalização. Alguns fatos importantes foram:

- Criação de uma história envolvendo todos os grupos, aumentando a motivação e a vontade de os participantes conhecerem uns aos outros.
- RPG Fest: primeiro evento, no qual os participantes de todos os grupos se encontraram.
- Criação dos grupos de saída: grupos focados na generalização dos comportamentos treinados.

PSICOTERAPIA DE GRUPO ON-LINE

Em 2020, com a pandemia de covid-19, a equipe se deparou com desafios para adaptar o Sistema GTR para um formato on-line, uma vez que as interações sociais virtuais apresentam características distintas das presenciais, pois se perdem componentes não verbais e paralinguísticos e há outros repertórios sociais a serem treinados, entre outras dificuldades. De acordo com Weinberg[7], a transição da psicoterapia em grupo para a modalidade on-line tem sido desafiante. Alguns desses desafios são:

- Manejar o *setting* terapêutico, isto é, organizar o ambiente onde a terapia será realizada, como questões de comunicação (dispositivo a ser utilizado, microfone, fone etc.), questões sonoras (barulhos no ambiente), questões de adequação (cadeira apropriada, ambiente organizado para diminuir distrações), entre outros fatores.
- Perda de aspectos da comunicação não verbal, como contato visual, gestos corporais, dependendo prioritariamente de comunicação verbal.
- Engajamento completo durante a terapia, como garantir imersão, envolvimento e atenção do cliente com as distrações do ambiente, como TV ligada ao fundo, alguém entrar no ambiente do cliente.
- Ignorar possíveis distrações na tela um do outro, como alguma gracinha de uma criança e animais de estimação passando ao fundo.

Apesar dessas dificuldades, durante a pandemia, os grupos terapêuticos têm se tornado mais frequentes; contudo, ainda são poucos os trabalhos que se dedicaram a comparar sua eficácia com o modelo presencial, afinal tudo é muito recente. Alguns estudos[8] mostraram que grupos de terapia por vídeo apresentaram resultados similares aos da terapia presencial.

SISTEMA GTR ON-LINE

O Sistema GTR on-line consiste em uma intervenção psicoterapêutica em grupo na modalidade on-line gamificada, com foco principal no desenvolvimento de repertório social para crianças e adolescentes. Para a intervenção, é utilizado o Discord, um aplicativo de comunicação por vídeo, voz e chat gratuito, projetado inicialmente para comunidades de jogos. Nesse aplicativo foi criado um servidor privado, com canais de áudio e texto, para que os terapeutas pudessem se comunicar com os clientes, bem como para que os clientes conversassem entre si. No servidor encontram-se clientes e terapeutas de todos os grupos terapêuticos, formando uma comunidade.

Nesse sistema há tanto intervenções realizadas em sessão quanto atividades fora dela. As intervenções em sessão referem-se aos grupos de RPG on-line, isto é, sessões em grupo de terapia quinzenal no formato on-line por meio do RPG. A parte fora da sessão da intervenção ocorre nas atividades proporcionadas no servidor pelos terapeutas e clientes durante a semana.

Intervenções em sessão – grupo de RPG

Os grupos são formados levando em consideração: faixa etária (engloba crianças e adolescentes entre 6 e 18 anos), perfil (p. ex., maneira como se comporta em grupos, atividades e gostos em comum) e repertório social. Possuem um número entre três e seis participantes, a depender da faixa etária e da demanda no ensino de repertório social, ou seja, grupos com faixa etária menor e com maior dificuldade no repertório social tendem a ter menos participantes.

As sessões de grupos acontecem de forma quinzenal, possuem duas horas de duração e são acompanhadas por dois terapeutas. Normalmente um deles rege a sessão e o outro fica no papel de coterapeuta, variando dentre as sessões a função de cada um, a fim de contribuir para um maior número de modelos e, consequentemente, maior complexidade do treino e variabilidade dos comportamentos ensinados.

Na modalidade on-line, os terapeutas e os clientes se conectam: (I) em um canal de voz, para se comunicarem e poderem falar entre si, bem como ligarem a câmera; (II) em um canal de texto, para serem realizadas as marcações de XP, compartilhar imagens e gifs, bem como para fazerem a rolagem do dado; e (III) canal de compartilhamento de tela, onde o terapeuta pode compartilhar vídeos, mapa da aventura ou ensinar os participantes a mexerem em algo.

Além do fator grupal, o Sistema GTR acoplou à sua estratégia de ensino a gamificação: trata-se do uso de técnicas de design de jogos que utilizam componentes de jogos e pensamentos orientados a jogos para enriquecer contextos diversos normalmente não relacionados a jogos[9]. Para isso, no Sistema GTR são utilizados principalmente componentes de um jogo chamado *role-playing game* (RPG), o qual se baseia em interpretação de papéis.

Nesse jogo, há o mestre e os jogadores. O mestre prepara uma história geral a ser narrada para os jogadores; estes, por sua vez, criam um personagem para viver essa história e tomar decisões e ações frente às situações-problema propostas pelo mestre. Normalmente há um livro de regras, nas quais tanto o mestre quanto os jogadores se baseiam para tomar suas ações e, para tal, rolam o famoso dado D20 (um dado de 20 lados), que servirá para mensurar se as ações serão bem-sucedidas ou não.

No Sistema GTR, os terapeutas do grupo agem como os mestres da sessão. Nesse sentido, o terapeuta da sessão narra aventuras propondo situações-problema para o grupo de participantes que, por sua vez, possuem personagens criados por eles que vivem essas aventuras e necessitam tomar ações para resolver as situações-problema. Por exemplo: o grupo de aventureiros (os participantes) devem encontrar um anão chamado Thorn na cidade de Malpetrin para coletar a chave de um baú. Eles podem decidir encontrar esse personagem não jogável (NPC) de variadas formas: andando até esbarrar com ele, chamando o seu nome pelas ruas da cidade, questionando para qualquer pessoa na rua, ir à taverna e abordar o taverneiro, dentre muitas outras opções. Ao encontrar Thorn, os aventureiros devem agir no sentido de pedir o objeto desejado ao NPC. Diante desse exemplo, já é possível notar alguns treinos de repertório social, como resolução de problemas interpessoais, fazer perguntas, fazer pedidos, comportamentos de civilidade etc.

Enquanto o terapeuta narra a situação, o coterapeuta dá pontos de experiência (XP) à medida que os jogadores conseguem emitir um comportamento socialmente competente dentro de cada demanda social narrada, levando em consideração o repertório social e o nível do treino. Ele também ajuda os participantes a emitirem um comportamento adequado, adicionando e retirando o auxílio conforme o necessário, para o desenvolvimento dos comportamentos sociais.

Portanto, essas situações narradas servem para criar oportunidades de emissão de comportamentos-alvo de ensino, permitindo oportunidades de fazer a modelação (aprendizagem por modelos) e a modelagem (aprendizagem por meio do reforço diferencial de aproximações sucessivas do comportamento--alvo) desses comportamentos. Além disso, essas situações podem ter o objetivo de evocar comportamentos-problema, como resistência à frustração, agressividade e passividade. Nesses casos, os terapeutas evocam esses comportamentos para ensinar os participantes a lidarem com as situações de modo adequado; por exemplo: ensinando repertório de expressão de sentimentos, assertividade etc.

Ao utilizar a gamificação, no Sistema GTR é possível criar ambientes que unem a experiência no mundo real com a narrativa do jogo, reproduzindo cenários, dentro desse mundo imaginário do mestre e dos participantes, análogos a situações vivenciadas por eles e que normalmente geram dificuldades. Por exemplo: caso uma criança tenha dificuldade em lidar com frustrações ao lhe ser negado um pedido e, nesses momentos, faz birra, pode-se criar uma situação parecida dentro do mundo da fantasia. Quando o aventureiro (participante) faz um pedido para um NPC (pode ser um rei, um taverneiro ou um vendedor de poções), este nega o seu pedido. Caso o participante comece a fazer birra, o NPC pode ignorá-la ou retirar algum item que ele já tinha dado; porém, caso a criança lide bem com a situação, não apresente comportamentos de birra e até pareça compreensiva, pode oferecer que seu pedido seja realizado dali a um tempo ou dar XP. Além disso, os terapeutas e os demais participantes podem dar dicas e orientar a criança a se comportar da maneira esperada.

Durante as sessões, os participantes vão recebendo *feedbacks* a cada ação, tanto dos terapeutas quanto dos demais participantes. O *feedback* dos terapeutas pode vir por meio de XP, itens ou bônus de ataque contra monstros, assim como por orientação e elogios verbais. Quando não dado de forma espontânea, também se pergunta aos demais participantes o que eles acharam da ação de determinado participante, para que ele também receba o *feedback* dos pares. Um exemplo disso foi o caso de uma criança cuja birra era muito frequente no ambiente externo. Na primeira sessão, a criança queria brincar com as miniaturas dos personagens de forma bruta e no momento indevido; os terapeutas a orientaram de que não era o momento adequado para aquilo e retiraram as peças. A criança começou a chorar. Nesse momento, os demais participantes do grupo fizeram sinais de reprovação àquela atitude. A criança parou de chorar rapidamente e voltou a jogar normalmente. Nesse sentido, os demais participantes foram responsáveis por ensinar à criança que, naquele ambiente, aquele comportamento não seria reforçado e que ela precisaria se comportar de maneira diferente para conseguir o que queria.

Outra vantagem do uso da gamificação e do RPG na terapia é que se pode fazer a evolução dos níveis de dificuldade no ritmo de cada aprendiz. É importante ressaltar aqui que, apesar de ser uma terapia em grupo, no Sistema GTR as intervenções são individuais, isto é, para cada participante são propostos determinados comportamentos-alvo, a depender de suas dificuldades e seu repertório social. Então, ao narrar a situação-problema, conseguimos exigir respostas diferentes com níveis de complexidade diferente de cada participante do grupo, favorecendo que o ritmo de aprendizagem de cada um seja respeitado.

Por fim, mas não menos importante, por meio da gamificação é possível programar contingências que mantenham os jogadores engajados por longo tempo e mostrando poucos efeitos de saciedade. Essa é uma das principais justificativas da grande adesão dos participantes, pois a história narrada e as contingências da sessão são programadas de acordo com perfil de cada cliente, permitindo que eles se divirtam durante a sessão ao mesmo tempo que treinam repertórios complexos.

Embora o Sistema GTR foque no desenvolvimento de um repertório social competente, durante a utilização dessa estratégia comportamentos complementares também podem ser treinados, como comportamentos de estudo e atividades de vida diária. Para facilitar esses treinos, cada participante recebe desafios da semana ao final de cada sessão. Esses desafios consistem em uma tabela com os dias da semana e cinco tarefas que são combinadas em conjunto com os pais, incluindo treinos de repertório social (por exemplo, mandar mensagem para o amigo do grupo), comportamentos de estudo (ler uma página do livro que a escola passou, por exemplo) e atividades de vida diária (escovar os dentes). Ao realizar determinada atividade durante a semana, o participante marca um "X" no dia em que a realizou. Após quinze dias, ao retornar à sessão, os participantes ganham XP contingentes às atividades realizadas. Com essas atividades, é possível praticar a generalização.

Intervenções fora da sessão

Além dos grupos de RPG, o Sistema GTR on-line compreende atividades semanais, criadas tanto pelos terapeutas quanto pelos participantes. Como o servidor fica ativado mesmo fora do período da sessão dos grupos de RPG, os participantes podem acessá-lo a todo momento, possibilitando conversar via chat ou voz durante toda a semana. Além disso, podem compartilhar a tela do jogo que estão jogando, para outros participantes assistirem e comentarem a respeito, como ocorre no YouTube e no Twitch. Nesses momentos, o participante pode se encontrar com participantes de outros grupos de terapia, o que permite maior variabilidade e treino de repertório. Apesar de os terapeutas ficarem on-line muitas horas do dia e acompanharem a maior parte das ações dos participantes no servidor, essas conversas podem ou não contar com a presença do terapeuta, até mesmo por essa ser uma oportunidade de generalização dos comportamentos treinados.

Além dessas possibilidades de interação sem horário marcado, há atividades programadas, entre elas:

- D20Wood: sessão de cinema semanal, em que os participantes sugerem e votam no filme a ser assistido no final da semana. Após a sessão, os participantes conversam sobre o filme e assuntos variados. Nesse momento os terapeutas servem como mediadores da conversa. A principal função é ampliar o repertório de assuntos e gostos pessoais, já que grande parte dos participantes tem uma rigidez em determinados assuntos, e fazer o treino de iniciar e manter a conversação sobre um tópico específico.
- Centro de treinamento: ambiente para que os participantes façam alguma atividade física, uma vez que, durante a pandemia, haviam ficado mais parados nesse sentido. São práticos exercícios físicos gamificados – algumas vezes lutam contra monstros, correm de bolas gigantes ou treinam habilidades para seus personagens melhorarem suas habilidades, como equilíbrio. O objetivo é estimular que os participantes criem um hábito de se exercitar e cuidar do próprio corpo.
- Ateneu: local onde é feito o ensino de habilidades de estudo por meio da gamificação. Os participantes aprendem a fazer buscas na internet, a organizar o ambiente, a ajudar os demais participantes a estudar, entre outras habilidades.

- *Talk show*: momento em que um participante é entrevistado pelos terapeutas ou por participantes, pois os demais assistem e fazem perguntas. Esse evento visa aumentar o conhecimento dos participantes entre si, bem como oferecer modelos sobre que tipo de pergunta é adequado ou não fazer ao conhecer novas pessoas.
- *Gold chat*: é ativada uma configuração no servidor, na qual é concedido dinheiro do sistema a cada mensagem enviada durante uma hora. Essa intervenção tem como foco aumentar as oportunidades de interação entre os participantes e treinar repertórios de comunicação.

Além dessas atividades, já foram feitos torneios de jogos eletrônicos, sessões de culinária, feira de venda e troca de itens, entre tantas outras. A finalidade de propor essas atividades é criar uma comunidade ativa, rica em oportunidades para que os participantes possam se engajar em ambientes sociais. Todas as atividades geram aos participantes recompensas em forma de XP, itens, pontos de ação, entre outros.

Utilizando *bots* como ferramentas de intervenção

Bots são aplicações de software concebidas para simular ações humanas repetidas vezes de maneira padrão. No Sistema GTR on-line, os *bots* são utilizados como ferramentas de intervenção. A seguir, serão descritos os *bots* utilizados atualmente no servidor, de acordo com sua função:

- *Bots* com funções sociais: monitoram o número de mensagens e tempo de conversas de áudio dos participantes e fornecem XP pela participação no servidor, bem como geram interações por reproduzirem jogos dentro do servidor.
- *Bots* que aumentam o valor do RPG: um deles foi apelidado de D20 Money, pois permite que os participantes façam transações bancárias, comprem e vendam itens a partir do dinheiro criado no jogo. Outros reproduzem músicas e sons para tornar as sessões de RPG mais imersivas e fazem a rolagem de dado, fundamental para o jogo de RPG ocorrer.
- *Bots* que geram dados estatísticos: computam dados sobre o servidor, como a participação de cada participante, em que horários ficam mais ativos, os canais mais acessados etc. Permitem que os terapeutas avaliem a efetividade de algumas intervenções e monitorem a participação de cada um dentro do servidor.

A partir dos *bots* foi possível coletar informações que mostram o engajamento dos participantes no servidor ao longo do tempo. Nesse texto os dados fazem referência aos meses de abril a setembro de 2020.

Na Figura 1, observa-se que as porcentagens de mensagens de texto e de tempo em conversa de voz são maiores em momentos fora da sessão, mostrando motivação e engajamento no servidor, bem como indícios de generalização. Por sua vez, na Figura 2 é mostrada a constância de tempo em que os participantes passaram em conversas de voz desde o início do servidor. A linha de tendência confirma a estabilidade dos dados.

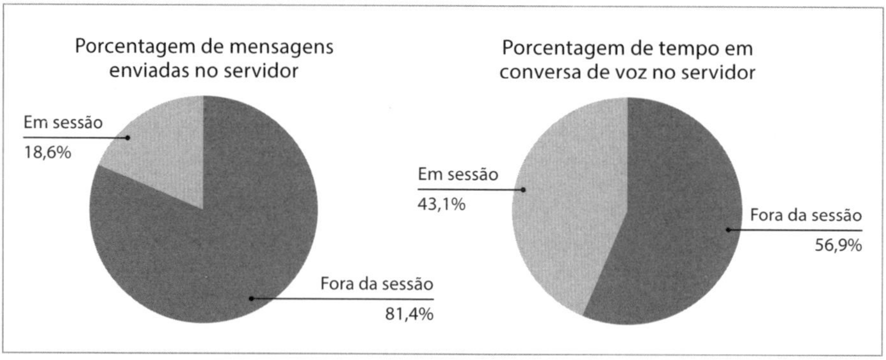

FIGURA 1 Porcentagem e comparação entre a quantidade total de mensagens enviadas dentro da sessão e fora da sessão no servidor no período entre 01/04/2020 e 24/09/2020.
Fonte: dados da autora.

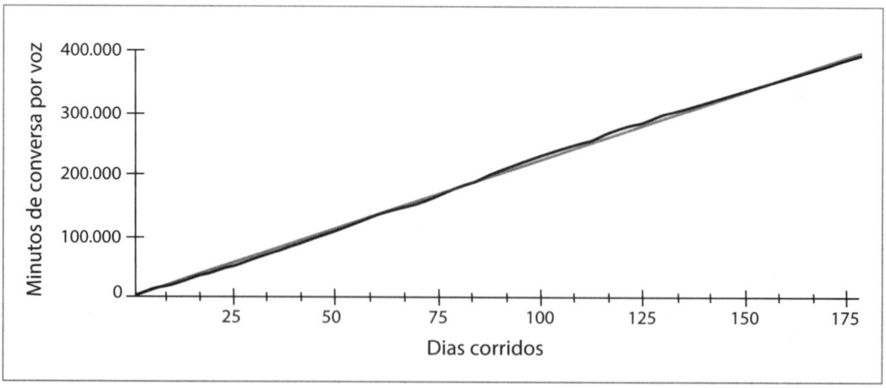

FIGURA 2 Número de minutos de conversa por voz acumulado e linha-tendência no período entre 01/04/2020 e 24/09/2020.
Fonte: dados da autora.

CONSIDERAÇÕES FINAIS

Em vista da importância do desenvolvimento de habilidades sociais, bem como os efeitos do isolamento social durante a pandemia de covid-19, a pausa dos atendimentos em grupo pode significar atrasos nos treinos que estavam sendo realizados e piora na qualidade de vida, contribuindo para sintomas de ansiedade e depressão. Portanto, a solução de manter a terapia de grupo no formato on-line garantiu a continuidade da intervenção e a possibilidade de interações positivas pelos participantes em um momento tão delicado, sendo critérios importantes para evitar efeitos colaterais na saúde mental dos participantes durante a pandemia.

Por isso, realizou-se a adaptação do Sistema GTR para a modalidade on-line. O sistema tem se mostrado uma estratégia interessante para esse período, focando o desenvolvimento do repertório social por meio de ferramentas da gamificação e no formato grupal para crianças e adolescentes. Apesar da falta de literatura que relaciona o uso de jogos e o desenvolvimento de comportamentos sociais e, da mesma forma, a escassez quanto à efetividade de terapia de grupo on-line, o Sistema GTR on-line aponta indícios de que jogos e terapias virtuais podem ser uma estratégia eficaz para o ensino e o aprimoramento do repertório social.

REFERÊNCIAS BIBLIOGRÁFICAS

1. Bechelli LPC, Santos MA. Psicoterapia de grupo: como surgiu e evoluiu. Rev Latino-Am Enfermagem. 2004;12(2):242-9.
2. Bolsoni-Silva, AT. Habilidades sociais: breve análise da teoria e da prática à luz da análise do comportamento. Interação em Psicologia. 2002;6(2):233-42.
3. Del Prette A, Del Prette ZAP. Competência social e habilidades sociais: manual teórico-prático. Petrópolis: Vozes; 2017.
4. Dorak RF, Yildiz L, Sortullu C. The effects of eight weeks of sports activities on self-sufficiency, social skills and some physical fitness parameters in children 9-10 years of age. Procedia – Social and Behavioral Sciences. 2012;47:1286-91.
5. Quirmbach LM, Lincoln AJ, Feinberg-Gizzo MJ, Ingersoll BR, Andrews SM. Social stories: mechanisms of effectiveness in increasing game play skills in children diagnosed with autism spectrum disorder using a pretest posttest measures randomized control group design. J Autism Dev Disord. 2009;39(2):299-321.
6. Benevides RR, Souza SR. Desenvolvimento e avaliação do jogo educativo "Space Ability: fazendo contato com Aliens": comportamentos sociais acadêmicos. Perspectivas. 2019;10(2): 203-21.
7. Weinberg H. Online group psychotherapy: Challenges and possibilities during COVID-19 – A practice review. Group Dynamics: Theory, Research, and Practice. 2020;24(3):201-11.
8. Gentry MT, Lapid MI, Clark MM, Rummans TA. Evidence for telehealth group-based treatment: A systematic review. J Telemed Telecare. 2019;25(6):327-42.
9. Alves F. Gamification: como criar experiências de aprendizagem engajadoras: um guia completo do conceito à prática. São Paulo: DVS; 2014.

10

Fenomenologia e atendimento on-line: possibilidades e limites

Letícia Reis de Andrade Souza, Guilherme Peres Messas

O médico perguntou:
– O que sentes?
E eu respondi:
– Sinto lonjuras, doutor. Sofro de distâncias.

(Caio Fernando Abreu)

INTRODUÇÃO

A fenomenologia persiste na atualidade como referência para o pensar. No bojo de suas tradições – transcendental, hermenêutica, psicopatológica e existencial –, guarda em comum o apreço pelo rigor à busca das condições de possibilidade daquilo que está em questão para cada uma delas. Não se satisfaz, assim, com os *a prioris* dados, científica ou cotidianamente, mas visa retornar às coisas mesmas em seu modo mais originário de dação.

É por essa via que ela se conserva e se mantém como uma atitude potente para o exercício do pensamento, sendo este entendido não como exercício cognitivo simplesmente, mas como gesto fundamental para o alcance dos fenômenos em seu sentido mais próprio. E é por essa via, portanto, que aqui buscaremos pensar a questão contemporânea, que se abre com certas inquietudes, dos atendimentos on-line em psicoterapia.

Nosso objetivo será desenlaçar a noção de proximidade física da noção de proximidade enquanto modo específico de relação para com as coisas, tomando a relação terapêutica como possibilidade aberta pelo modal do cuidado (*sorge*) em seu caráter de preocupação (*fursorge*). Pensaremos, portanto, a partir do referencial fenomenológico-hermenêutico, se é possível prescindir do compartilhar de um mesmo espaço físico para possibilitar aquilo que há de fundamental na psicoterapia.

Para tanto, será preciso percorrer o existencial da espacialidade como estrutura fundante do modo de ser do *Dasein* (ou ser-aí), de modo que se tomem as noções de distanciamento e proximidade não a partir de uma pretensa obviedade geométrica sobre o mundo, mas de forma correspondente ao modo próprio de espacializar-se desse ente. Com tais reflexões, a fenomenologia deve nos orientar por uma via de maior explicitação das experiências em questão, tanto nos atendimentos presenciais quanto nos remotos.

Assim, pode proporcionar uma pluralização dos elementos que nos estão disponíveis para o exercício do pensar dessas possibilidades diante de um horizonte epocal da técnica, que nos demanda o exercício da serenidade (*Gelassenheit*). Não temos por objetivo estabelecer nenhum tipo de análise ou crivo finais, nem quaisquer argumentos ajuizadores ou conclusivos sobre tais práticas, mas sim buscar evidenciar aspectos que nos pareçam centrais para tematizar a questão, mantendo em vista o que se deve observar e contemplar para que possa aparecer o sentido mais próprio desses fenômenos. Desse modo, buscamos pelas especificidades que devem ser levadas em conta ao pensar as possibilidades e limites do atendimento psicoterápico on-line.

CUIDADO (*SORGE*) COMO CONDIÇÃO DE POSSIBILIDADE PARA AS RELAÇÕES EM GERAL

A analítica existencial do *Dasein*, empreendida por Martin Heidegger em sua emblemática obra *Ser e tempo* (1927), nos confere uma descrição ontológica acerca do ente que nós mesmos somos. Isso significa, a saber, uma tarefa de explicitação do modo de ser do *Dasein*, marcado essencialmente pelo modo da abertura. O *Dasein* existe, é-no-mundo e tem como condição ontológica fundamental o estar lançado em possibilidades. É diante desse caráter indeterminado de sua existência que se encontram em jogo suas possibilidades no poder-ser.

A noção de "poder" em "poder-ser" aponta diretamente para a questão da abertura de possibilidades, para o "possível", sem nenhuma referência a conotações que o termo poderia ter como força, autoridade ou voluntarismo. Não se trata de nenhum poder pessoal, mas sim do fato de que a existência do *Dasein* está em jogo no âmbito das possibilidades, e não das certezas. Dessa forma, o *Dasein* sempre precede e antecipa de algum modo suas possibilidades de concretizações existenciárias.

Em todas as suas possibilidades, no entanto, o *Dasein* é cuidado (*sorge*): "O 'com' é uma determinação da pre-sença"[1]. Cuidado é a estrutura essencial de ser-com do *Dasein*, que aponta que esse ente só é na medida em que é junto aos outros entes. Fundamentalmente, *Dasein* é cuidado, é ser-com os entes que lhe vêm ao encontro, tenham eles o modo de ser da abertura ou do fechamento. Nesse sentido, devemos voltar nossa atenção para o cuidado como condição geral de possibilidade para toda e qualquer relação estabelecida pelo *Dasein*, seja ela com os entes simplesmente dados, na ocupação (*Besorge*), ou com os demais entes cujo modo de ser também se caracterize pala abertura, na preocupação (*Fursorge*).

Enquanto condição de possibilidade, ser-com se refere a uma designação ontológica, a uma marca fundante do modo de ser desse ente que nós mesmos somos. É por ter o modo de ser do cuidado que o *Dasein* está em jogo em suas possibilidades sob o modo do "com", sempre junto aos outros entes. Por isso ele pode, onticamente, em cada situação fática, se relacionar bem ou se relacionar mal, se isolar dos outros ou constituir numerosas relações, aprofundar intimidades ou ser indiferente. Estas já são modulações ônticas possibilitadas pela categoria geral do cuidado como apontador de seu aspecto de ser-com inexorável. Ele pode se relacionar a muitos modos, mas não pode não se relacionar.

É, portanto, por sua vez, o existencial do cuidado, no exercício da preocupação, que sustenta também a possibilidade da relação terapêutica. É próprio ao ente que se dá ao modo aberto da existência relacionar-se sob algum modo, e a relação psicoterápica é uma modalidade específica do ser-com, na co-presença recíproca entre psicoterapeuta e paciente/cliente.

Recorre-se aqui ao embasamento ontológico dessa relação para que se possa pensá-la na modalidade on-line. Uma vez que tal relação fundada no ser-com ela tem como possibilidade de dação concreta justamente a correspondência ao modo de ser do *Dasein*, não dependendo estrita ou necessariamente do compartilhar do espaço físico presencial para ocorrer ou se sustentar. Não depende, tampouco, do espaço do consultório ou do *setting* terapêutico tomados enquanto posição física, pois se enraíza na própria disposição ontológica dos entes abertos em sua caracterização fundamental.

A relação entre entes que possuem o modo de ser do *Dasein* é sempre atravessada e constituída também pelo encontro com os entes simplesmente dados: "[...] a co-presença dos outros vem ao encontro nas mais diversas formas, a partir do que está à mão dentro do mundo"[1]. Favorecido pelo espaço frente a frente no consultório ou pela tecnologia remota, o encontro acontece por fundar-se no próprio modo de ser do ser-aí. De toda forma, partilha-se corporeamente dos aparatos simplesmente dados a partir dos quais o *Dasein* lhe vem ao encontro, sejam eles um sofá, um tapete e uma poltrona, ou um computador, um celular e fones de ouvido.

Será, porém, por isso, que a modalidade on-line do atendimento psicoterápico é indiferente à modalidade presencial no que tange à experiência fática? Compreender que o atendimento presencial não é o fundamento para o atendimento psicoterápico não nos esquiva nem furta de pensar suas especificidades, bem como àquelas pertinentes ao modo remoto e mediado pela tecnologia de ponta presentes nessas formas de encontro.

Algumas caracterizações acerca do atendimento psicoterápico precisam ser realizadas; para tanto, pode-se tomar como fio condutor uma caracterização geral, guardadas as devidas especificidades singulares, de que a situação psicoterápica se coloca e se institui a partir de alguma busca, mais ou menos pessoal ou impessoal. Seja por si mesmo, seja por pôr fim a sintomas, seja por liberdade, seja por agradar aos outros – há nela uma determinada procura que constitui a relação psicoterápica como um espaço em que se pode realizá-la através da relação com aquele que abre e guarda esse espaço: o psicoterapeuta.

É próprio ao espaço da psicoterapia o falar de si enquanto o discorrer sobre a existência que se é, envolvendo nessa tomada aspectos íntimos e pessoais, compreendidos como pertencentes à esfera do privado. Ao partilhar tematicamente desses aspectos, muitas vezes pouco ou nada partilhados de forma explícita em nenhuma outra possibilidade de relação vivida por aquele determinado ser-com, estabelece-se uma afinação (*Stimmung*) específica da relação entre psicoterapeuta e paciente/cliente, muitas vezes referida por "proximidade". Ainda que distinta naquilo que pode corresponder para cada *Dasein*, é a partir de algum grau dessa "proximidade", para consigo mesmo e para com o outro, que se pode estar afinado àquilo que a psicoterapia procura resguardar como possibilidade mais própria.

Se uma determinada "aproximação" é necessária para a afinação psicoterápica, será, portanto, preciso compreender melhor de que tipo de "proximidade" se fala, uma vez que se tem como objeto de análise justamente a prática psicoterápica à distância. Estaria a "proximidade", como afinação específica, comprometida devido à modificação estrutural dos espaços físicos habitados pelo ser-aí nesta modalidade da prática psicológica? Vejamos a seguir como se dá a espacialidade como constituição fundamental e originária do *Dasein*.

ESPACIALIDADE ENQUANTO CONDIÇÃO PARA O DISTANCIAMENTO E A PROXIMIDADE

A espacialidade, tal como o cuidado, é um existencial do *Dasein*. Isso significa que é preciso tomar o especializar desse ente em caráter de ligação ontológica com o mundo (ser-no-mundo), e não a partir de uma noção simplesmente dada de uma "coisa dentro" do mundo, este último operando tal como espécie de continente para um conteúdo. Já que, de início e na maior parte das vezes, é dessa forma que o *Dasein* se toma: como um algo dentro de um espaço, as explicitações ontológicas, por fornecerem uma perspectiva mais adequada ao modo de ser do *Dasein*, podem auxiliar no desvelamento do sentido das práticas psicológicas remotas.

Por meio da noção de espacialidade, compreende-se que não é o compartilhar de uma determinada localização geográfica que permite ao *Dasein* a possibilidade de desvelar e encontrar com o outro, pois ele se constitui de tal modo que não pode nunca ser reduzido a um ponto rastreável no espaço tridimensional. Anterior à possibilidade de enquadrá-lo onticamente a qualquer modo posicional, está a própria disposição aberta para espacializar-se, sendo essa uma relação de sentido junto aos entes. O *Dasein* já está sempre em uma relação de distanciamento e proximidade para com o que o cerca, que não podem ser medidas por metros, mas compreendidas por determinadas formas de relação com o que lhe vem ao encontro.

Para esse entendimento, é preciso ressaltar o reposicionamento que a analítica existencial nos apresenta: não está o ser-aí fundado em um mundo constituído por proposições lógicas e científicas de toda sorte, que lhe possibilitem compreender a si mesmo e ao que o cerca – mas, sim, é justo porque o *Dasein* *é* originariamente compreensão de si e do que lhe vem ao encontro, sendo por isso, mundano, que é possível *a posteriori*, entre outras coisas, produzir certo conhecimento formal e científico.

Nesse sentido, a noção matemática e geométrica de "espaço" como algo que pode ser medido em metros é tardia em relação ao existencial da espacialidade, que aponta para uma relação de sentido fundamental na mundanidade do *Dasein*. Já de partida, o ente que somos se encontra sempre em alguma relação possível de local e de distanciamento para com todos os entes que lhe vêm ao encontro, sendo "[...] a proximidade apenas um modo [possível] de distanciamento [...]"[1].

Para o *Dasein*, local não é algo que se refira a uma posição dada por coordenadas, mas a uma posição de sentido, a um pertencimento referencial de determinado ente simplesmente dado. Uma vez que o ser-aí se dá sempre a partir de um horizonte de sentido, nada lhe pode ser rigorosamente "neutro". Mesmo aquilo que se chama vulgarmente de "neutralidade" precisa ser compreendido já como determinada posição diante dos fenômenos, já como determinada forma de relação. Nem a neutralidade escapa enquanto possibilidade de sentido. Havendo, portanto, sempre uma relação de sentido em jogo, a noção de local é também constituída dessa forma, atravessada e fundada pela conjuntura referencial a que algo pertence. Trata-se de uma relação imbricada no próprio modo de ser do homem, distinta daquilo que se toma simplesmente por sistemas métricos.

Assim também se dispõem distanciamento e proximidade enquanto determinações referentes ao modo de ser do ser-aí: "O que se pretende mais 'próximo' não é, de forma alguma, o que tem o menor intervalo 'de nós'"[1]. A partir de sua abertura, o *Dasein* está sempre em uma relação de proximidade e distanciamento dos entes, ao passo que se espacializa sob o modo do desvelamento e do velamento. A proximidade aponta não para aquilo que está em posição metricamente mais curta de um eu corpóreo, mais sim para aquilo que nos aparece como possibilidade de uso. Muitas vezes, o mais perto, em termos de intervalo métrico, é o mais distante, em termos de disponibilidade. Vale ressaltar que tomar o espaço sob a ótica da métrica é apenas um derivado possível da abertura originária do *Dasein*. Primeiramente as coisas nos aparecem enquanto possibilidades circunscritas a relações de sentido, e tardiamente podem – ou não – nos aparecer enquanto intervalos a serem medidos.

O ser-aí sempre existe, portanto, concomitantemente sob o modo do distanciamento *e* da proximidade, não sendo possível que tudo se torne para ele, a um só tempo, apenas próximo ou apenas distante. Essa posição de sentido que aproxima e distancia possibilidades, que em nada se relacionam com espaços intervalares mensuráveis por metros, constitui o próprio ser-no-mundo.

A noção de proximidade aqui, no entanto, deve ser resguardada para falar da relação do *Dasein* com os entes simplesmente dados, os quais usa enquanto instrumentos. Aquilo a que anteriormente apontamos de forma incipiente como a "proximidade" na relação entre psicoterapeuta e paciente/cliente se esclarece e se evidencia enquanto afinação de intimidade, que possibilita a concreção de um determinado modo de relação terapêutica, ontologicamente distinta da questão espacial registrada em intervalos matemáticos.

Ainda assim, é determinante pensar: o atendimento remoto em psicoterapia, nos termos referidos, aproxima ou distancia possibilidades? Mais próprio seria dizer que, como toda possibilidade existenciária do *Dasein*, ele aproxima *e* afasta; desvela e vela. De forma mais própria ao campo clínico, cabe-nos pensar a casuística de aproximações e distanciamentos.

Potencialmente, diante da impossibilidade do atendimento presencial, a modalidade remota desvela a possibilidade de que se realize o exercitar do lugar psicoterápico – não como fisicalidade de um consultório, mas como região de sentido a partir da qual se resguarda um âmbito de compreensão para o outro, que é distinto daquele dado pelo senso comum, e que favorece uma possibilidade apropriativa.

Enquanto escolha mais amplamente disposta, diante da opção entre duas modalidades, pode ser relevante compreender o que cada uma mostra e nubla para aquele que empunha seu escolher. Apesar da soberania do caso a caso, alguns temas nos parecem aqui atravessar de modo mais corriqueiro as inquietações geradas pela demanda do atendimento remoto, e os apresentaremos a seguir.

FENOMENOLOGIA ENQUANTO MODO DE PENSAR PARA A TÉCNICA

Em termos acadêmicos e científicos, a tarefa de pensar as possibilidades e os limites do atendimento psicoterápico on-line é premente e recente. Mas a tarefa de pensar os modos de atravessamento da técnica como um esquema de operação sobre as relações, e não como esta ou aquela tecnologia, possui seu lastro que pode ser encontrado na própria tradição fenomenológica.

Enquanto busca pelas proximidades e distanciamentos que se concretizam nessa possibilidade específica do atendimento remoto, a questão da técnica, tal como tratada por Heidegger[2], pode iluminar aspectos valiosos. Em 1953, em Munique, o filósofo tematizou a questão em uma conferência onde buscava pensar a liberação do sentido da técnica.

A técnica, enquanto horizonte epocal, predomina como modo de desvelamento hegemônico que toma a tudo como disponibilidade e uso. Trata-se de um certo aprisionamento instrumental que determina nossas relações sob o modo da adequação. Nesse sentido, propor uma retomada do pensar, como já inicialmente esclarecido, é quase por si só uma refração à técnica, já que ela é marcada pela ausência do pensar e pelo preenchimento de um saber apriorístico direcionado ao controle.

Ante tal perspectiva, é preciso recuar para obter um panorama mais livre sobre as inquietações que se apresentam em relação ao atendimento on-line. De outro modo, pode-se recair na procissão técnica de se ocupar em apenas lhe estabelecer regras e parâmetros de qualidade, definindo procedimentos e restrições. Não que estes últimos não tenham sua legitimidade; mas apontamos aqui para a relevância de se pensar para além desse instrumental que dispensa as condições de possibilidade do fenômeno. Enquanto horizonte de um tempo, a técnica predomina como modo único de desocultamento dos fenômenos, mais cegando do que fazendo ver, porém aparentando tudo mostrar. Ela nos cega para nossa própria cegueira.

A modalidade remota de qualquer atividade, e isso não se põe de forma distinta para a psicoterapia – ainda que se possa perguntar se a psicoterapia possui o caráter de uma "atividade" –, é atualmente atravessada pela questão da praticidade. Evitar o deslocamento pela cidade, "ganhar/poupar tempo" e evitar o cansaço são questões presentes ao se comparar a realização presencial com a remota de qualquer compromisso. Ainda vergam sobre essa comparação condições que apontam para o caráter "prático", tais como: o controle de início e fim das atividades na palma da mão, um limite corpóreo previamente estabelecido, o estar "à vontade" em casa, uma possível redução de custos, entre outros.

Mas para que aponta o próprio caráter da praticidade? A técnica parece possuir uma relação íntima com essa noção, uma vez que se busca adotar toda e qualquer medida que torne a vida mais "prática". Nossas escolhas já estão, de saída, pré-escolhidas por uma medida da técnica que nos indica uma posição hierárquica superior daquilo que é mais rápido, fácil e barato – pois facilitam o uso e o reúso. De algum modo, tais indicadores sobressaem como referências de vitória sobre o tempo, ainda que não se saiba para que se quer o tempo que sobrará – talvez para poupar mais tempo.

O predomínio dos modos de relação de uso e de reúso toma todas as coisas como recursos, e, ainda, como recursos reutilizáveis. De tal modo, esse horizonte guia a busca por "mais tempo" da mesma forma em que toma a tudo enquanto manancial energético. O mundo perde, assim, seus laços de sentido e aparece quase exclusivamente como um grande reservatório que se retroalimenta – tal como nós mesmos. É preciso pensar em que grau as consultas on-line não são tragadas por esse mesmo modo, já que é nele que nos movemos de início, e na maior parte das vezes tanto como psicoterapeutas quanto como pacientes/clientes.

Não que esses apontamentos nos devam mover na direção de tentar destruir aquilo que condiz com o horizonte da técnica. Até porque "[...] permaneceremos, sem liberdade, atados a ela, mesmo que a neguemos [...]"[2]. Desocultar seu caráter predominante já nos possibilita o exercício possível de um pensamento que reflita sobre o sentido daquilo que está em questão. Em um discurso comemorativo em sua cidade natal, Messkirch, em 1955[3], Heidegger aponta uma atitude que se propõe livre diante da técnica: a serenidade (*Gelassenheit*). Por ela, pode-se simultaneamente dizer "sim" e "não" aos objetos técnicos, fazendo-se uso deles, mas sem ser preenchido por eles. Resguarda-se, assim, que aquilo que o *Dasein* possui de mais próprio não se dá pela técnica, mas pelo pensamento que medita, ou seja, capaz de compreender o sentido do ser.

Propõe-se aqui que os aparatos facilitadores de comunicação da atualidade possam ser contemplados a partir desse pensamento meditante: podendo ser operados pelos psicólogos, mas nunca se tornando a essência de seu trabalho, tampouco uma técnica. Cabe pensar, a cada vez, se o atendimento on-line se reduziu a um pragmatismo vazio do pensamento calculante – este marcado pela simples operação de meios para fins, ou se a tecnologia está sendo utilizada por aqueles entes que pertencem fundamentalmente à relação como abertura de sentido, e que permanecem resguardando-a como tal. Dado que a clínica psicológica em fenomenologia se constitui enquanto espaço de reflexão sobre o sentido da experiência daquele que nos vem ao encontro, favorecido pelo exercício do pensamento que medita, torna-se fundamental não vergá-lo às ordens de um tempo técnico – nem por apologia, nem por oposição; mas pensá-lo – tal como se propõe a clínica fenomenológica em geral. Se a terapia remota é procurada a partir do pensamento calculante, torna-se esse mais um movimento a ser refletido pela meditação serena.

OUTRAS CONSIDERAÇÕES

Psicoterapia infantil

Ainda que não seja especificamente nosso tema presente, importa ressaltar a necessidade de pensar as possibilidades e os limites do atendimento remoto com crianças a partir da atitude da serenidade. A familiaridade com o aparato tecnológico por parte daqueles de menor idade em relação aos adultos pode, justamente, tender a maior impessoalidade e ao obscurecimento do pensamento meditante favorecido pela psicoterapia. Ao mesmo tempo, a mesma familiaridade permite elucubrar recursos lúdicos com facilidade e permitir uma entrada mais sutil nesta modalidade. É ainda mais relevante a reflexão sobre o processo psicoterápico de crianças cuja expressão majoritária esteja voltada para o sensorial e/ou que não tenham ainda se apropriado da comunicação verbal de modo fluido, sendo preciso pensar a viabilidade da adaptação da ludicidade para a modalidade remota, compreendendo casos em que esta não se aplique. Esse tema ganha um contorno próprio que exigiria um estudo à parte, não cabendo alongamentos presentes.

Atenção psicoterápica

O modo de atenção psicoterápico se aproxima em muito do da atitude fenomenológica[4]. Cabe aos psicoterapeutas uma percepção mais própria das afetações de atenção que o atendimento por vídeo pode promover. Pode ser mais difícil para o psicólogo manter sua atenção no paciente/cliente e em seu relato, uma vez que as evocações deste último estão remetidas a uma tela junto a outras possibilidades distratoras. Os profissionais podem buscar compreender melhor seus modos de correspondência a essa situação para que se coloque também em voga sua disponibilidade para essa modalidade[4].

REFERÊNCIAS BIBLIOGRÁFICAS

1. Heidegger M. Ser e tempo. 15. ed. Petrópolis: Vozes; 2005.
2. Heidegger M. A questão da técnica. Scientiae Studia. 2007;5(3):375-98.
3. Heidegger M. Serenidade. Lisboa: Instituto Piaget; 1953.
4. Souza LRA, Leal IFA, Sá RN. Atitude fenomenológica e atitude psicoterápica. IGT na Rede. 2010;7(13):224-45.

Consultas terapêuticas grupais infantis on-line no contexto da pandemia de covid-19

Ana Paula Mucha Tonetto,
Fernanda Kimie Tavares Mishima-Gomes, Valeria Barbieri

O atendimento psicológico conta com diferentes modelos e abordagens e abrange diversas faixas etárias, sendo a psicoterapia psicanalítica uma delas. Na psicanálise clássica, a premissa predominante é a de uma atenção psicológica mais longa e com maior frequência de sessões; assim, inclui um público menor, por ser mais dispendiosa em termos financeiros e de tempo. Nesse contexto, uma psicoterapia breve, embora tenha suas desvantagens em relação àquela mais extensiva, teria o benefício de se tornar acessível a um maior número de pacientes.

Dentre as diversas modalidades de atendimento psicanalítico de curta duração, destacam-se as consultas terapêuticas (CT), desenvolvidas pelo psicanalista inglês Donald Woods Winnicott[1,2]. Em seus longos anos de dedicação à psicanálise de crianças, ele constatou que já na primeira entrevista o paciente era capaz de recuperar a esperança de receber ajuda se pudesse confiar na figura do terapeuta. Particularmente com as crianças, Winnicott[1] notou que era frequente relatarem que haviam sonhado com ele na noite anterior à consulta, ilustrando a condição do psicoterapeuta como objeto subjetivo, noção à qual ele precisaria inicialmente se ajustar para fazer qualquer intervenção efetiva. Nas primeiras entrevistas, enquanto o profissional se harmonizava com esse objeto subjetivo das crianças, havia uma oportunidade maior de estabelecer contato com elas, fortalecendo a sua convicção de que eram compreendidas; esse sentimento era a base para um movimento progressivo do desenvolvimento emocional, que poderia surgir a partir da dissolução dos pontos de congelamento que impediam a evolução. Além disso, as CT poderiam ser uma forma de preparo para o trabalho em uma psicoterapia mais prolongada, já que a criança havia tido a experiência de ser compreendida e ajudada e se sentiria mais segura para iniciar esse novo processo.

Nas CT, se houver possibilidade e oportunidade, a criança e o adulto serão capazes de expor os seus dramas emocionais e as situações de tensão que vivem[1]. A maior diferença desse tipo de atendimento em relação à psicanálise clássica é que a interpretação do inconsciente não é o maior objetivo, podendo, inclusive, ser nociva. Assim, se o paciente aceita tudo o que lhe é dito, ele pode se submeter ao meio; também pode rejeitar o terapeuta se as suas intervenções não forem realizadas a partir do espaço transicional e ser, assim, abarcadas pela sua zona de onipotência: sem essa condição, a pessoa pode se sentir invadida e inibida em sua espontaneidade. Nas CT, a interpretação pode ser mínima ou até inexistente, e a importância deve ser dada à prontidão do terapeuta para viver uma experiência junto com o paciente[2].

Outra característica importante das CT é a possibilidade de tocar as angústias que estão subjacentes aos sintomas já na primeira entrevista. Isso ocorre porque nesse momento os pacientes já estão dispostos a exporem o máximo de informações sobre si; por isso, constitui uma oportunidade ótima para o terapeuta chegar a uma compreensão do seu paciente e estabelecer com ele uma relação de confiança e ajuda.

De qualquer maneira, breve ou longo, o atendimento winnicottiano infantil tem como premissa o brincar[2,3], que deve ser favorecido na situação terapêutica. Seu objetivo é estabelecer um diálogo na área do espaço potencial, enquanto a psicoterapia ocorreria na sobreposição das áreas do brincar do paciente e do terapeuta. É menos importante que o terapeuta seja capaz de interpretar os conteúdos do inconsciente, sendo essencial a sua condição de brincar. Não há instruções claras e precisas de como atuar em CT porque ela não é uma técnica; o que precisa existir, e não pode mudar, é a capacidade do terapeuta de fornecer um *setting* humano, com sustentação (*holding*), manejo (*handling*) e apresentação de objetos (*realising*), que deve ser usado pelo paciente, da maneira como ele é capaz de fazê-lo, permitindo que o processo de amadurecimento emocional ocorra[4,5]. Nesse cenário, Aiello-Vaisberg[6], a respeito do final do processo psicanalítico winnicottiano, afirma que nesse tipo de intervenção trata-se de "favorecer a ocorrência de experiências mutativas quando, graças ao manejo do profissional, o paciente consegue retomar o seu potencial criativo e espontâneo" (p. 30).

Há também a possibilidade de realização de CT em grupo, como demonstrado por Tardivo[7], que trabalhou com encontros grupais com adolescentes indígenas aculturados de São Gabriel da Cachoeira; eles faziam um desenho e depois eram convidados a falar em grupo e a mostrar sua produção. Tardivo mostrou a possibilidade de discutir as dificuldades, os conflitos e as peculiaridades culturais vividas.

Em meio ao contexto da pandemia de covid-19, houve a interrupção brusca dos atendimentos psicológicos presenciais em todas as abordagens e modalidades; com isso, as psicoterapias on-line ganharam força e espaço. Isso ocorreu porque a prevenção mais eficaz contra a disseminação do vírus tem sido o distanciamento social e a adoção de medidas estritas de higiene e desinfecção. Essa situação tem ocasionado repercussões importantes na vida de todas as pessoas no que concerne à saúde mental, tanto naquelas que estão em distanciamento social como nas que não podem nele ficar por desempenharem atividades essenciais, como os profissionais da saúde e da segurança pública, os que se ocupam da coleta de dejetos e do saneamento básico, entre outros. Essas pessoas, obrigadas a conviver diariamente com o medo do contágio próprio e dos familiares, são mais suscetíveis à experiência de ansiedade e estresse agudo, bem como grupos de risco já identificados, como os idosos[8]. Algumas ações dirigidas a essas pessoas referentes aos cuidados com a saúde mental têm sido colocadas em prática por iniciativas nascidas no seio da universidade[9,10] ou fora dela[11], que lhes propõem desde atividades psicoterapêuticas on-line até exercícios de relaxamento.

O Projeto Fênix-USP, iniciativa das autoras deste capítulo, que conta com o auxílio de psicólogas voluntárias ligadas ao LAPIAF (Laboratório de Avaliação Psicológica e de Intervenção Infantil, Adulto e Familiar) do Departamento de Psicologia da Faculdade de Filosofia, Ciências e Letras de Ribeirão Preto da Universidade de São Paulo (FFCLRP-USP), compartilha dessa intenção de oferecer um espaço psicoterapêutico on-line para as pessoas em situação de distanciamento social ou que apresentam outros sofrimentos vinculados à pandemia e às suas medidas de controle[8].

O distanciamento social é passível de favorecer o surgimento de sintomatologia depressiva, prejuízos no desempenho cognitivo, declínio intelectual, problemas de sono, hipertensão, aumento da taxa de cortisol (e, em consequência, do estresse), insatisfação com a vida, problemas de saúde física[12], irritabilidade, angústia e violência doméstica[9]. Acrescentem-se a isso as reverberações das perdas econômicas que muitas famílias vêm sofrendo e que se tornam motivo de profunda inquietação.

Além desses efeitos imediatos, é necessário considerar o impacto que essas situações vividas, da doença em si e do distanciamento social, terão na vida das pessoas no futuro, especialmente das crianças e dos adolescentes, cujo psiquismo se encontra em processo de construção. O caráter potencialmente traumático que a pandemia de covid-19 institui é suscetível de gerar consequências na saúde mental por muito tempo; portanto, há urgência de intervenção psicoterapêutica imediata junto a essas pessoas. Diante disso, é fundamental gerir as consequências da necessidade do distanciamento social na saúde mental de modo a contornar, ou pelo menos amenizar, os seus efeitos iatrogênicos[8,12].

Em face dessas considerações, o Projeto Fênix-USP estabelece três frentes de trabalho junto à população em situação de distanciamento social devido à covid-19. A primeira delas é o INTERFÊNIX, que propõe atendimento psicoterapêutico on-line para brasileiros que estão retidos no exterior por conta da pandemia e não puderam ser repatriados devido ao fechamento de fronteiras, por impossibilidade de conclusão de teses e dissertações (no caso de estudantes) ou por quaisquer outras razões. A segunda frente é a FÊNIKIDS, que consiste no atendimento de crianças e adolescentes em grupo, com a proposta de atividades que viabilizem a expressão dos sentimentos, dificuldades e angústias relacionados à pandemia e ao distanciamento social. A terceira frente é a NINHODAFÊNIX, que compreende a oferta de orientação, escuta e acolhimentos aos pais, mães e cuidadores de crianças, bem como para a família toda. Trata-se de oferecer oportunidades de exteriorização dos sofrimentos vividos por conta da pandemia e suas consequências e auxiliar no novo desenho de convívio entre os membros da família, de modo a assisti-los diretamente e ajudá-los a promover, junto a seus filhos, o melhor ambiente facilitador possível para o amadurecimento emocional deles[13].

Neste capítulo será apresentada uma ilustração, a partir da descrição de um atendimento clínico, de como se processa o trabalho realizado pela frente FÊNIKIDS do Projeto Fênix-USP[8,14], no formato de CT[1,5] grupais on-line, em seis sessões. Diferentemente das CT winnicottianas, as propostas pelo Projeto Fênix-USP são temáticas, dados os seus objetivos de enfocar diretamente os sofrimentos relacionados aos efeitos da pandemia e do distanciamento social. As sugestões iniciais eram a experiência das crianças face à pandemia, as mudanças nas relações familiares, as atitudes e dificuldades face ao ensino on-line, a necessidade de separação dos amigos, as alterações na alimentação e no sono. Tais temas, contudo, poderiam ser modificados de acordo com os interesses das crianças, excluindo alguns e sugerindo outros.

A Figura 1 resume os passos adotados durante o processo.

O grupo foi composto pelas crianças Felipe*, Pedro e Luísa. Uma descrição sucinta sobre a situação de cada um deles quanto à dinâmica familiar atual e o motivo de busca de atendimento psicológico on-line é exposta a seguir.

Felipe tem 9 anos, está no 4º ano do ensino fundamental em escola privada, e tem estudado na modalidade on-line em casa desde as medidas do distanciamento social. Seus pais estão casados há 13 anos. O pai tem 39 anos e trabalha em uma cidade distante; encontra os familiares apenas nos finais de semana. A mãe tem 42 anos e trabalha na área da saúde. Felipe tem um irmão de 4 anos. Moram na mesma residência: os pais, o irmão e uma tia-avó (69 anos). A mãe soube do Projeto Fênix-USP por uma colega de profissão.

---

*Todos os nomes usados serão fictícios, a fim de preservar a identidade dos participantes.

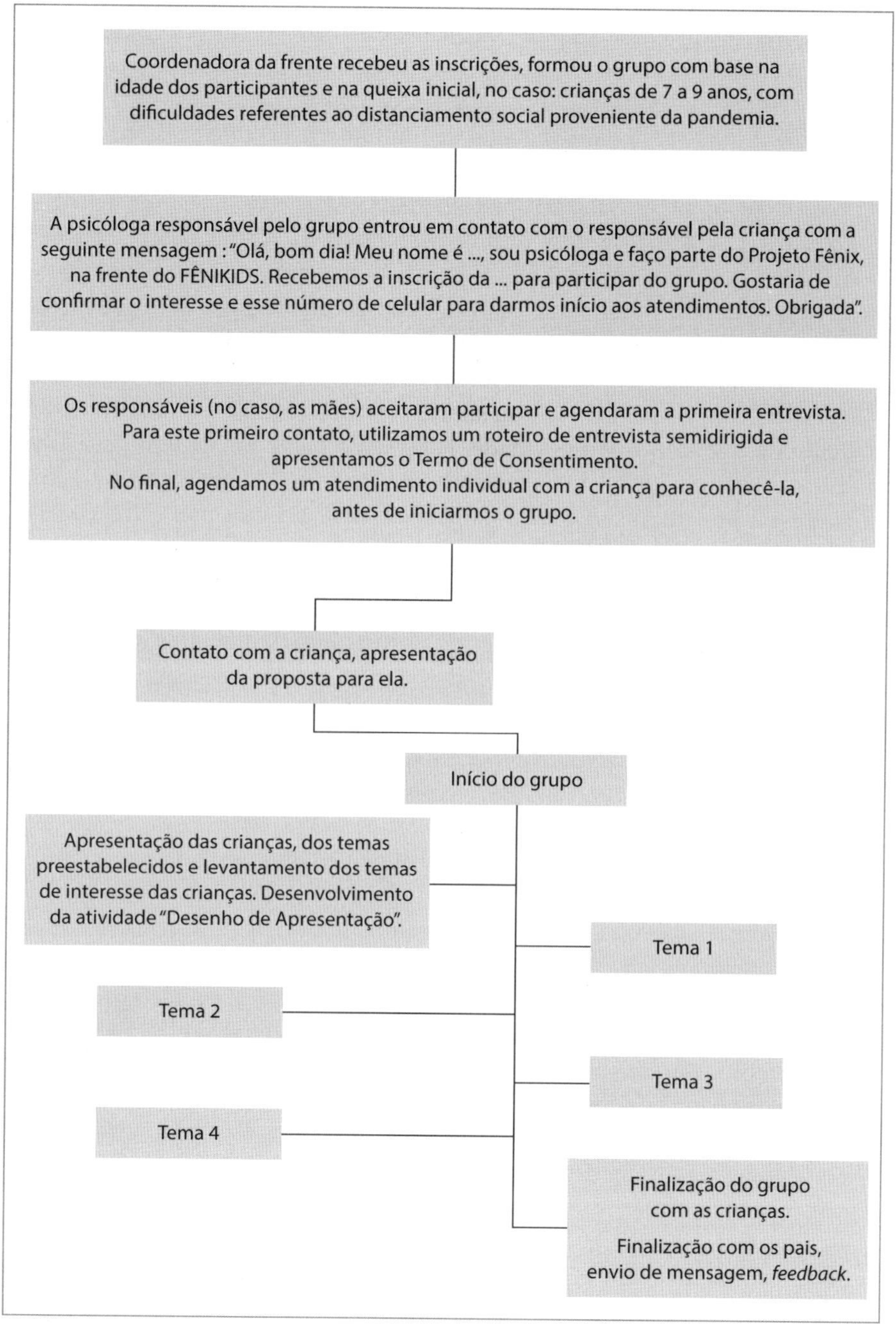

FIGURA 1 Sequência das etapas do processo de consultas terapêuticas on-line em grupo de crianças da FÊNIKIDS.

Felipe faz tratamento de saúde para rinite e foi operado de adenoide e amígdalas. Não usa medicamentos, ainda que tenha recebido diagnóstico de transtorno de déficit de atenção (TDA) e indicação para tratamento farmacológico, porque os pais são contra esse tipo de tratamento. Já realizou atendimentos psicológicos, fonoaudiológicos (dos 2 aos 4 anos) e avaliação neuropsicológica. Com 2 anos, passou por um neuropediatra, pois teve atraso na aquisição da linguagem. A avaliação mais recente indicou traços de dislexia; o tratamento com fonoaudióloga tem gerado bons resultados, porém, as dificuldades de atenção prosseguem, bem como de compreensão dos textos e diálogos. A mãe relata que ele se esquece das coisas facilmente e perde objetos. No ano passado, teve dificuldades escolares e quase foi reprovado.

A queixa que a mãe apresentou sobre a criança relativa à pandemia foi de aumento da irritação e agressividade. Felipe tem medo de alguém pegá-lo de madrugada, por isso não dorme sozinho no quarto. A mãe mostrou-se interessada pelo projeto, inscreveu-se na frente que atendia os pais (NINHODA-FÊNIX) e recebeu apoio também. Demonstrou preocupação sobre as dificuldades escolares do filho, intensificadas pela pandemia. Nese período, o fato de o marido morar em outra cidade a sobrecarregou, pois passou a necessitar de mais ajuda com os filhos, uma vez que as atividades em casa aumentaram (estudo, refeições) e ela continuou com os mesmos horários na rotina de trabalho fora do lar.

No primeiro contato com Felipe, ele foi receptivo. A mãe não se encontrava em casa, porque estava no trabalho; ele estava sob os cuidados da tia, que já o havia preparado pontualmente para o encontro. Felipe relatou que a mãe havia conversado com ele a respeito do grupo e a criança demonstrou entusiasmo.

Pedro tem 9 anos, está no 4º ano do ensino fundamental em uma escola pública e não realizava aulas on-line no início dos encontros. Moram na casa com ele os pais e a irmã de 13 anos. Apesar disso, os pais estão separados há cerca de 1 ano. A mãe tem 30 anos e trabalha como confeiteira, o pai tem 37 anos e é administrador em um comércio. A mãe soube do Projeto Fênix-USP pelas redes sociais. Pedro não faz tratamento de saúde e não usa medicamentos, mas quando bebê teve refluxo e até hoje se sente mal após se alimentar porque, segundo a mãe, ele come muito rápido. Já realizou atendimento psicológico quando tinha 4 anos: foi a escola que o solicitou, porque o menino era "estourado", nervoso.

O motivo da procura pelo projeto foi a alteração no sono (dormir e acordar tarde) e na alimentação (comer mais) por causa da pandemia. Além disso, um médico indicou atendimento psicológico para a mãe e para a família, devido à situação que os pais estão vivendo. De acordo com a mãe, o menino não entende a separação dos pais e a irmã tem dificuldade para aceitá-la. Nos últimos tempos, os conflitos aumentaram e Pedro está mais bravo, nervoso, com baixa tolerância à frustração. É considerado pela mãe bastante inteligente, perceptivo e reativo às dificuldades no lar. A preocupação maior da mãe refere-se à dificuldade de compreensão pelos filhos da separação conjugal. Ela também inscreveu a filha mais velha no projeto Fênix-USP, e a adolescente foi atendida por outra psicóloga, em outro grupo.

No primeiro contato, Pedro foi espontâneo, demonstrou domínio de recursos tecnológicos e rapidamente se vinculou às demais crianças e à terapeuta. Relatou sentir falta dos colegas e dos professores, porque vivia um bom momento escolar (no vínculo com eles e no rendimento). Quando perguntado sobre o relacionamento dos pais, falou com naturalidade sobre o assunto: disse que estavam separados, mas que moravam juntos, que conversavam normalmente em casa.

Luísa tem 7 anos, está no 2º ano do ensino fundamental em escola pública e não realizava aulas on-line até o final do grupo. A mãe tem 34 anos e trabalha com a venda de produtos alimentícios. O pai tem 36 anos e trabalha como projetista mecânico. A menina tem um irmão mais novo, de 4 anos, que apresenta problemas de saúde consideráveis (faz reposição de imunoglobulina desde muito pequeno), o que demanda maiores cuidados e tratamentos. Os pais são casados, mas ficaram separados no ano passado, tendo reatado o relacionamento há 6 meses. No período da separação, a mãe e os filhos moraram em outra cidade. Hoje vivem na mesma casa os pais e os dois filhos. A mãe soube do Projeto Fênix-USP por uma cliente.

Luísa faz tratamento para dores de cabeça constantes. Com 4 anos teve meningite viral e, a partir de então, sofre com esse sintoma, usando medicamento diariamente e fazendo acompanhamento com neurologista. Já realizou atendimento psicológico no ano passado, devido à separação dos pais. O motivo pelo qual a mãe buscou o projeto foi o aumento da ansiedade, da agressividade para com o irmão mais novo, alterações na alimentação (comer mais) e no sono devido à pandemia (dormir tarde). A mãe demonstrou preocupação quanto às questões que envolviam a escola e a suspensão das aulas, uma vez que até aquele momento não havia previsão de retorno escolar, nem mesmo on-line. Segundo a mãe, a filha não vinha se saindo bem nos estudos desde o último ano, pois, devido à separação conjugal e à mudança para outra cidade, havia trocado de escola, perdido os colegas e não tinha se adaptado bem. Como os pais retomaram o casamento, a mãe e os filhos retornaram à cidade natal, mas ela foi matriculada em uma escola diferente da anterior.

No primeiro contato, Luísa mostrou-se tímida e demonstrou não compreender o que estava sendo feito. A terapeuta explicou como seriam os encontros, o motivo pelo qual ela tinha sido inscrita no atendimento. A menina relatou estar gostando do distanciamento social e de não ter de ir à escola. Parecia ser mais nova do que era e falava com voz de bebê.

OS ENCONTROS COM O GRUPO

1º encontro

Foi criado um grupo no WhatsApp com todas as crianças (tinham *tablets* e telefones com seus números pessoais) e as mães. Combinados o dia e horário para os encontros, a terapeuta envia uma mensagem lembrando sobre a sessão uma hora antes de ela se iniciar. Nessa mensagem, pede para as crianças separarem folhas sulfite e lápis de cor, porque farão desenhos. Essa conduta é repetida nos outros encontros.

No primeiro encontro, a atividade foi a do "Desenho de Apresentação", em que cada criança desenha ou escreve aquilo de que gosta, como é o seu dia a dia e a sua família. Participam dessa sessão Luísa e Pedro. Durante o grupo, a terapeuta realiza três tentativas de chamada para a mãe de Felipe, mas não obtém resposta; mais tarde a mãe responde, relatando que tinham ido ao dentista, e é comunicada a eles a atividade feita.

Luísa e Pedro interagem bem em frente à câmera, especialmente Pedro, que conta já estar habituado a conversar on-line com os familiares e colegas. As crianças fazem seus desenhos, apresentam-se e mostram seus brinquedos prediletos. Quando o grupo termina, a terapeuta pede às crianças que tirem uma foto dos seus desenhos e enviem a ela. Pedro envia a foto, mas Luísa não; depois ela contou que não conseguiu anexar e perdeu o desenho.

No desenho de Pedro está escrito o seu nome, idade, cidade onde mora e que gosta de jogar Free Fire; gosta da família e dos amigos. Ele desenha suas comidas preferidas: lanche, batata frita e maçã. Também faz um carrinho e a mãe e a irmã em um canto da folha; separados delas, distantes, desenha a si mesmo e ao pai. Luísa faz um desenho simples, sobre as suas comidas preferidas: batata, legumes e doces. Inclui nessa produção gráfica a sua família (o irmão, a mãe, ela e o pai). Depois, espontaneamente, começa a mostrar os brinquedos de seu quarto, como algumas Barbies que eram de sua tia, muito conservadas: conta histórias sobre elas e depois mostra sua boneca preferida, com a qual dorme desde bebê (um possível objeto transicional). Essa foi a maneira que ela encontrou de se apresentar ao grupo, de uma forma íntima, apesar da timidez, demonstrando desejo de se relacionar. Incentivado pela conduta de Luísa, Pedro busca dois brinquedos preferidos, um super-herói (Homem-Aranha) de pelúcia, que ganhou quando bebê, e um urso que ganhou no ano passado.

A atenção dele é para o urso, o preferido; ele explica que o animal é marrom, apesar de ser um urso polar que, tradicionalmente, seria branco, por isso parece uma coisa, mas é outra. Em determinado momento diz que, apesar de ser mais novo que o Homem-Aranha, gosta mais do urso, que marca mais sua vida, que ele lembra mais e que às vezes o mais novo pode parecer mais velho. A terapeuta afirma que às vezes irmãos mais novos podem parecer mais velhos em algumas situações, e ele consente com a cabeça, sentindo-se compreendido. No final da sessão, escolhem como tema do próximo encontro: "Alimentação", e contam que estão comendo mais durante a pandemia.

No dia seguinte ao encontro, sem que fosse pedido, Felipe, que esteve ausente, envia uma foto de seu desenho no grupo de WhatsApp. Escreve que gosta de videogame, Lego, Homem-Aranha e salsicha, e desenha sua família: ele, a mãe (maior figura de todas), o pai e o irmão. Nesse primeiro contato é possível observar uma disponibilidade das crianças para com os atendimentos em grupo on-line, uma vontade de conhecer o outro e também a si mesmas.

2º encontro

Participam da sessão Pedro e Felipe. Durante o grupo, a terapeuta faz uma tentativa de chamada para Luísa, que fica com vergonha de iniciar sozinha (sem a mãe junto). Mais tarde (após o término do grupo), a psicóloga entra em contato com a mãe de Luísa, e ela explica que estava com uma encomenda grande de trabalho e, portanto, bastante atribulada. Acrescenta que, com a pandemia, a busca por seus serviços aumentou consideravelmente.

Nesse encontro, Pedro e Felipe fazem um jantar imaginário, com entrada, prato principal e sobremesa. Podem escolher os convidados: Pedro escolhe os colegas da escola e Felipe, os pais e o irmão. Pedro desenha como entrada uma salada de tomates, prato principal arroz, feijão, bife e ovo (tudo bem separado e organizado no prato) e, como sobremesa, sorvete do McDonald's. Felipe não compreende bem a proposta, fica confuso apesar de receber explicações várias vezes. Faz um desenho desorganizado e não quer compartilhar a imagem no grupo, mas decide que fará um prato com tudo que gosta, que são vários tipos de carnes. Não consegue pensar na refeição de forma separada (entrada, prato principal e sobremesa). A psicóloga observa a dificuldade em compreender o que foi pedido e a relação com a queixa que a mãe havia relatado na primeira entrevista.

O grupo conversa sobre as mudanças na alimentação e no preparo das refeições durante a pandemia. Os meninos relatam estar comendo mais em casa, tanto alimentos saudáveis como não saudáveis (doces e frituras). Escolhem como tema para o terceiro encontro: "Mudanças escolares, estudo em casa".

3º encontro

Quando a psicóloga envia a mensagem uma hora antes, pedindo para ficarem preparados, a mãe de Luísa responde explicando que ela não vai participar, pois estava passando uns dias na casa de parentes em outra cidade. É feita uma atividade sobre as mudanças escolares (ensino em casa). Felipe e Pedro estudam diariamente em casa, Felipe com mais atividades e Pedro iniciando algumas. Pedro relata que sente muita falta dos colegas, de entrar na sala e ver todo mundo; já Felipe não demonstra sentir falta, sente-se bem em não ter contato com os colegas. A proposta do dia é escrever uma carta para um extraterrestre, em outro planeta, para onde o coronavírus está indo, contando como está a situação da rotina escolar das crianças na Terra. Diante do relato da saudade da escola e dos amigos, a psicóloga sugere para Pedro que ele escreva uma carta para a turma, que pode ou não ser lida um dia para eles, mas na qual ele possa expressar o que sente; Pedro concorda com essa mudança. Felipe, por sua vez, prefere fazer a carta para o extraterrestre aonde o coronavírus está para chegar.

Pedro escreve a carta com letras grandes na folha, em caixa alta, lembrando um cartaz: "OLÁ PESSOAL, ESTOU COM SAUDADES. QUERO QUE ISSO PASSE BEM RÁPIDO! BEIJOS, PEDRO". Quando lê a mensagem, fica emocionado, chorando rapidamente. A psicóloga o acolhe, dizendo que não está sendo fácil, que precisamos todos ter paciência. Houve uma conversa sobre a possibilidade de conseguir o telefone de algum colega de sala, especialmente de dois, que Pedro aponta como sendo muito amigos, para tentar fazer contato. Foram consideradas estratégias para obter os telefones. O menino expressa muita raiva e tristeza contra o coronavírus e todo o impacto que causa.

Felipe faz um desenho caprichado, escolhe um nome para o extraterrestre e escreve: "ATENÇÃO: Irineu fique em casa o Corona está indo para aí. Você terá que ficar em casa OK!". Ele faz um desenho com vários coronavírus, cheios de receptores, um deles bem grande no centro da página e com uma expressão que lembrava uma carranca, com olhos e nariz furiosos, muitos dentes no sorriso. Essa produção sugere que, para ele, o vírus é mau, violento, perigoso e está gostando de fazer maldades. A terapeuta mostra a Felipe a importância de ele conseguir expressar em seu desenho todo o medo e raiva que sente pelo coronavírus. Pedro também gosta do desenho. Felipe fica contente com sua produção e a compartilha rapidamente no grupo de WhatsApp. Ao final, é escolhido o tema para o próximo encontro: "Cuidados para não ter covid-19".

4º encontro

O tema do dia foi o coronavírus e o reforço nos cuidados para não ser contaminado. A psicóloga, uma hora antes de iniciar a chamada, enviou um livro de atividades para colorir em PDF, concedido por uma colega do grupo de pesquisa. Nesse livro há temas como prevenção, cuidados com a higiene e a saúde (uso de máscaras, álcool em gel, distanciamento das pessoas do grupo de risco, entre outros). Felipe e sua mãe não respondem à chamada. Participam da sessão Pedro e Luísa. Esse encontro é marcado pelas dificuldades de conexão à internet. Apesar de morarem em cidades diferentes, ambas as crianças estão com problemas na conexão, que cai muito. Por causa dessas dificuldades, Luísa não consegue se manter até o final da sessão nem realizar a atividade prevista.

Quando o grupo se inicia, a psicóloga pede um desenho sobre o coronavírus e uma mensagem que gostariam de escrever para ele. Pedro realiza a atividade e a compartilha no grupo. O desenho é confuso: ele fez um círculo com receptores, risca muito dentro e escreve a mensagem: "Corona eu quero que você acabe logo, porque você tirou quase tudo de mim. Por favor ache uma cura logo".

5º encontro

A psicóloga envia a mensagem de que fará a chamada dentro de uma hora, e Pedro responde dizendo que já está aguardando a sessão. Participam do encontro Pedro e Felipe. Luísa não aparece, sua mãe comunica que ela está na casa de outro parente. É realizada a atividade "cápsula do tempo", onde cada um escreve ou cria um desenho sobre o que mudou na rotina durante o distanciamento social, o que vem fazendo, o que mudou na família e o que esperam para o futuro. Ao término da atividade, são orientados a pedir para os outros integrantes da família fazerem o mesmo e, depois, colocarem em um pote fechado e guardarem para lerem as mensagens no futuro.

Pedro demonstra motivação para realizar a atividade: encontra uma lata de leite usada e diz que a utilizaria para fazer de cápsula; acrescenta que, terminando o grupo, já irá pedir para a irmã fazer a carta dela, que fecharia com fita crepe e colocaria no fundo do guarda-roupa, para lerem no futuro. Conta que há três anos realizou atividade semelhante na escola. Felipe não demonstra o mesmo entusiasmo. Está irritado com as aulas on-line: tinha tido uma discussão sobre elas um pouco antes com alguém da família. Não quis fazer mais nada. Até se interessa em saber como será a atividade, mas prefere ficar quieto, olhando Pedro fazer a carta dele para colocar na cápsula. Ao falarem sobre o que esperam do futuro, Pedro demonstra receio de que possam surgir outros vírus e que a rotina seja modificada novamente. A terapeuta sinaliza as angústias vividas com tanta mudança e avisa que o próximo encontro será o último.

6º encontro

Deste último encontro participam Pedro e Felipe. A mãe da Luísa explica que elas não estariam em casa no momento do grupo. No dia, é aniversário do Felipe: ele está completando 10 anos. A sessão começa com todos cantando "parabéns a você" e conversando sobre fazer aniversário durante o distanciamento social. Para Felipe está sendo uma boa experiência e ele pede para comer *fast-food* (McDonald's); a mãe atende o seu pedido e compra os lanches, que eles iriam comer em casa. A psicóloga pergunta sobre as atividades de que eles mais e menos gostaram durante os encontros. Pedro conta que gostou do jantar para os amigos e Felipe da cápsula do tempo, apesar de não tê-la realizado. Relatam dificuldades quanto ao ensino on-line, "sobrecarrega mãe e filho", menciona Felipe. A psicóloga, então, encerra o grupo, agradece a participação e os deixa conversando, brincando, falando sobre jogos de videogame.

A terapeuta enviou uma mensagem para as mães comunicando a finalização das consultas e se colocando à disposição para conversar com elas caso desejassem. Elas agradeceram e expressaram a sua satisfação com o trabalho. A mãe de Luísa explicou que, por conta do aumento da procura por seu trabalho durante a pandemia, estava bastante ocupada, precisando da ajuda de parentes para ficarem com os filhos, fato que dificultou a participação da menina no grupo; mesmo assim, as duas ficaram contentes com a atenção recebida e com as atividades das quais participaram.

CONSULTAS TERAPÊUTICAS GRUPAIS INFANTIS ON-LINE NO CONTEXTO DA PANDEMIA DA COVID-19

O atendimento psicológico on-line apresenta desafios, faz com que o terapeuta "saia" do seu lugar profissional comum e inove, buscando integrar em seu trabalho intervenções mediadas por uma tela. Um projeto de atendimento psicológico infantil on-line é uma tarefa instigante, que envolve a necessidade de adaptação e criação constantes, dada a escassez de informação a respeito desse método terapêutico inovador. A pandemia de covid-19 e a necessidade de distanciamento social que ela impôs acarretaram mudanças consideráveis, não apenas na técnica da psicoterapia, mas também no paciente que começa a chegar ao "consultório virtual". Houve alterações nos relacionamentos familiares, mudanças na rotina, isolamento social, que impactam diretamente a criança, cuja personalidade se encontra em formação e depende estreitamente da qualidade do ambiente em que vivem, particularmente o familiar. A experiência com esse grupo de crianças ilustrou que, mesmo mediada por uma tela, a condição de escuta do profissional pode permanecer intacta, bem como a sua condição de acolhimento das angústias infantis. No caso ilustrado, o formato de CT infantil on-line pode ser aproveitado pelas crianças, principalmente por Pedro e Felipe, para a expressão de suas angústias, relacionadas ou não à pandemia. Nesse sentido, elas também parecem ter repercutido nas mães, cujos agradecimentos ao final do processo parecem revelar certo alívio por se sentirem menos sozinhas em suas preocupações com o bem-estar de seus filhos.

As crianças pareceram ter se adaptado bem ao formato da consulta em grupo on-line, agindo com naturalidade em frente à câmera, que não inibiu a espontaneidade delas. Pedro pôde expressar no grupo a sua vontade de se relacionar novamente como antes, de reencontrar os amigos que fora obrigado a deixar, pôde mostrar sua tristeza e seus gostos, desejos e esperanças. Felipe, apesar de algumas dificuldades, tanto internas quanto familiares, também conseguiu se expressar e ser criativo. Luísa, infelizmente, por questões de organização familiar, somente pôde aproveitar bem de uma sessão, quando mostrou bom potencial de expressão, apesar dos relatos de sua mãe sobre ela ser uma menina tímida.

O atendimento psicológico on-line no contexto de pandemia e distanciamento social em que vivemos sofre influências da maior ou menor organização da rotina da casa, que facilita ou compromete o aproveitamento da criança, o que foi particularmente evidente no caso de Luísa. Apesar desses percalços, foi possível acessar as angústias das crianças sobre o momento atual, as repercussões que o coronavírus provocou no cotidiano delas, particularmente a interrupção do ensino presencial e as modificações nos relacionamentos familiares. Para Pedro, que mantinha um bom desempenho escolar e um bom relacionamento com os colegas, a falta dessa experiência era agudamente sentida. Por outro lado, para Felipe, que apresentava dificuldades escolares (possível déficit de atenção, compreensão das atividades), o distanciamento da escola foi bem recebido, provavelmente por esta representar um local de ansiedade e conflito.

Além das diferenças relacionadas às dificuldades advindas do distanciamento escolar, Pedro e Felipe também divergiram quanto ao enfrentamento da pandemia, em função de seus recursos e limites emocionais. Pedro conseguiu expressar seus medos e angústias relacionados à falta, ausência e separação do seu grupo social em um nível de ansiedade mais depressivo, denotando, apesar das dificuldades familiares, um funcionamento psicodinâmico mais preservado. Já Felipe demonstrou ansiedades mais primitivas, de uma ordem anterior aos processos integrativos, o que fez com que o período de isolamento domiciliar não fosse sentido como tão ruim, já que pôde ser uma proteção contra os temores externos. Suas ansiedades primitivas remetiam à oralidade, como demonstrado por sua dificuldade em participar da atividade de preparo de uma refeição (quis tudo no prato, de forma a não separar os alimentos – não separação dos objetos), do desenho do coronavírus com dentes e da dificuldade em aprender. Por isso, o que em aparência seria resiliência, na verdade, seria a expressão de uma defesa primitiva que impedia trocas frutíferas com o meio.

Nas CT on-line realizadas, as crianças puderam expressar o medo de que surgissem outros vírus no futuro, que situações semelhantes acontecessem e que quebrassem a rotina estabelecida e as certezas. Sendo aceitas essas manifestações de angústia, e emolduradas pela verbalização, as crianças encontram-se em melhores condições de assimilar as desditas da pandemia de covid-19 e os limites que essa doença impõe não apenas para os que dela são acometidos, mas para todos os cidadãos do mundo. Enquadrado e localizado o sofrimento, o trabalho de absorção dele e de sua transformação pode, então, ter lugar.

REFERÊNCIAS BIBLIOGRÁFICAS

1. Winnicott DW. Consultas Terapêuticas em Psiquiatria Infantil. Rio de Janeiro: Imago; 1984.
2. Winnicott DW. O jogo do rabisco. In: Winnicott C, Sheperd R, Davis M, editores. Explorações psicanalíticas: D. W. Winnicott. Porto Alegre: Artmed; 1994. p. 230-43.
3. Winnicott DW. O brincar e a realidade. Rio de Janeiro: Imago; 1975.
4. Winnicott DW. A importância do setting no encontro com a regressão em psicanálise. In: Winnicott C, Sheperd R, Davis M, editores. Explorações psicanalíticas: D. W. Winnicott. Porto Alegre: Artmed; 1994. p. 77-81.
5. Winnicott DW. O valor da consulta terapêutica. In: Winnicott C, Sheperd R, Davis M, editores. Explorações psicanalíticas: D. W. Winnicott. Porto Alegre: Artmed; 1994. p. 244-8.
6. Aiello-Vaisberg TMJ. Ser e fazer: enquadres diferenciados na clínica winnicottiana. Aparecida: Ideias e Letras; 2004.
7. Tardivo LSPC. O encontro com o jovem em São Gabriel da Cachoeira: em busca de uma clínica diferenciada. In: Proceedings of the 1th Simpósio Internacional do Adolescente; 2005, São Paulo (SP, Brazil).
8. Faculdade de Filosofia, Ciências e Letras de Ribeirão Preto. Projeto Fênix-USP: Promoção e intervenções em saúde mental no contexto da pandemia do COVID-19. [acesso em 24 de dezembro de 2020]. Disponível em: https://www.ffclrp.usp.br/noticias/integra.php?id=3966
9. Amparo DM. Ação transdisciplinar para população vulnerável ao COVID-19. Coletivos on-line em saúde mental. Universidade de Brasília/SESC-DF/UDF; 2020.
10. Instituto de Psicologia da Universidade de São Paulo. APOIAR – Atendimento On-line. [acesso em 24 de dezembro de 2020]. Disponível em: https://www.ip.usp.br/site/apoiar-atendimento-on-line/
11. Sociedade Brasileira de Psicanálise de Ribeirão Preto. 2020. [acesso em 15 junho de 2020]. Disponível em: https://www.facebook.com/SBPRP/
12. Cacioppo JT, Cacioppo S. Relações sociais e da saúde: os efeitos tóxicos do isolamento social percebido. Soc Personal Psychol Compass. 2014;8(2):58-72.
13. Winnicott DW. O ambiente e os processos de maturação. Estudos sobre a teoria do desenvolvimento emocional. Porto Alegre: Artmed; 1983. p. 70-8.
14. Projeto Fênix-USP. 2020. [acesso em 15 junho de 2020]. Disponível em: https://www.facebook.com/projetofenixusp/

12

Do consultório para casa: a terapia de casal on-line

Vitória Baldissera de Souza, Maria Fernanda Monteiro,
Nara Helena Lopes Pereira da Silva

APRESENTANDO A TERAPIA DE CASAL ON-LINE

Em um fim de tarde, Paula e André* sentam-se no sofá da sala para conversar sobre acontecimentos ocorridos na semana e para refletir sobre o próprio relacionamento. Ambos falam e se emocionam, escutam um ao outro e permanecem em momentos de silêncio. Esse poderia ser um momento corriqueiro da vida se não fosse o notebook ligado em frente a eles: o casal está em uma sessão de terapia on-line.

Quando duas pessoas se unem e decidem se tornar um casal, elas estabelecem entre si um contrato conjugal. Para além dos aspectos legais desse relacionamento, a união consiste em um conjunto de expectativas que nem sempre são comunicadas ou comunicáveis. Pode passar tempo até que cada um tenha conhecimento sobre o que espera do outro, ou, então, o relacionamento acaba mascarado por incômodos e insatisfações contínuas decorrentes de valores ou de expectativas individuais não atendidas, e que podem repercutir em uma série de desentendimentos e no distanciamento do casal.

Conforme a vida acontece, mudanças surgem, como troca de emprego ou de cidade, nascimento de filhos, doenças na família... Diferenças que eram toleráveis no início do relacionamento podem se tornar pontos conflituosos, sejam estes desencadeados por mudanças concretas ou por necessidades individuais que não se sustentam na vida em conjunto. O contrato pode, então, ser quebrado e o casal entrar em crise[1]. Às vezes, uma boa conversa com a elaboração de um novo contrato conjugal pode ser suficiente; outras vezes, pode ser necessária a ajuda de um profissional.

---

* Paula e André são nomes fictícios, assim como as situações descritas ao longo do capítulo. Embora sejam baseadas em experiências clínicas reais das autoras, algumas informações foram alteradas, a fim de garantir o sigilo das pessoas envolvidas.

A terapia de casal não precisa ter necessariamente como objetivo "salvar o relacionamento", mantendo o casal unido. Casais podem procurar o terapeuta para aprenderem a dialogar e a compartilhar seus desejos e necessidades, mas também pode ser função da terapia ajudá-los a se separar de maneira amigável. A terapia de casal pode ser indicada para conciliar a separação de modo que não prejudique os filhos ou a família de origem, ou até mesmo como mediadora em questões patrimoniais, entre outras funções que o terapeuta pode exercer. Portanto, é o casal que busca a terapia quem definirá o objetivo dela.

Em linhas gerais, a terapia de casal acontece por meio de sessões em conjunto com todos os envolvidos e eventuais sessões individuais com cada pessoa da relação. Assim como podem ser diversos os objetivos do processo terapêutico, a configuração do casal em terapia pode variar, havendo demandas de casais homoafetivos, namorados, pessoas em relações estáveis, pessoas em relacionamentos abertos, casais poliamorosos e muitos outros.

Paralelamente, casais que procuram ajuda psicoterapêutica podem estar em contextos diferentes e, para eles, a chegada a um consultório pode ser inviável: são cada vez mais frequentes relacionamentos à distância, casais que moram em cidades diferentes por motivos específicos como estudo ou trabalho, cônjuge que viaja constantemente, casais com horários de trabalho incompatíveis, casais com filhos pequenos que não possuem uma rede de suporte para deixar as crianças quando precisam ir até o consultório para a terapia; enfim, é possível pensar em vários exemplos.

Desse modo, como o terapeuta de casal pode atender a essa população? Uma possibilidade que foi regulamentada pelo Conselho Federal de Psicologia em 2018 (Resolução CFP nº 11/2018) é o atendimento psicoterapêutico on-line, por meio de chamadas de vídeo com conexão via internet. A tecnologia no contexto terapêutico permite, além da condução de sessões on-line, o uso de novas ferramentas, como planilhas, que o casal pode preencher e atualizar, o compartilhamento de vídeos e outros materiais, o preenchimento de instrumentos e de formulários, entre outros.

Ainda que algumas dessas ferramentas também possam ser utilizadas na psicoterapia presencial, no ambiente on-line alguns aspectos são característicos da modalidade: o compartilhamento das informações passa a ser imediato, com a possibilidade de atualizações simultâneas; há maior interatividade entre terapeuta e casal, com maior velocidade de compartilhamento; as informações tendem a ser menos planejadas e refletidas antes da comunicação, com a possibilidade de maior autorrevelação durante o compartilhamento. Entretanto, isso exige uma nova postura do terapeuta, visto que modifica a forma como os conteúdos chegam, sendo necessária uma avaliação cuidadosa quanto à disponibilidade do profissional para manejar e direcionar essas novas ferramentas on-line.

Embora a história da terapia de casal não seja recente, essa terapia na modalidade on-line ainda é considerada uma novidade para muitos terapeutas. Junto a isso, é escassa a produção de pesquisas nesse campo. Os estudos disponíveis consistem em discussões conceituais e metodológicas[2-4], suposições de quais casais poderiam se beneficiar com essa modalidade[5,6] e sugestões de atendimento on-line baseadas nas experiências dos autores[4,7]. Em contrapartida, estudos indicam a eficácia e a viabilidade de intervenções autoguiadas, por meio do acesso a um website, em que o casal tem um breve contato pontual com o terapeuta[8,9]. Ainda assim, há pouquíssimos dados que indiquem a eficácia e as especificidades da psicoterapia de casal on-line.

Entretanto, a dificuldade de alguns casais em ter acesso à terapia em um consultório físico é cada vez mais acentuada se considerarmos que diversas demandas da era digital também influenciam a forma como as pessoas se relacionam. São exemplos a sobrecarga de atividades diárias, as exigências sociais excessivas e as novas configurações de relacionamentos originariamente mediadas pela internet. Isso exige do profissional uma avaliação detalhada sobre qual seria a melhor modalidade de atendimento e verificar, também, casos em que a terapia de casal on-line passa a ser a melhor forma de intervenção. Ademais, com o advento da internet, com a correria do dia a dia e as pessoas cada vez mais acostumadas a usarem serviços digitais, a demanda pelo atendimento de casal on-line tende a aumentar nos próximos anos.

Como veremos a seguir, Paula e André seguiram todo esse percurso. No presente capítulo, usando Paula e André como ilustração, vamos apresentar e discutir algumas particularidades da terapia de casal on-line. O objetivo é auxiliar terapeutas a refletir sobre essa modalidade, de modo que esse novo *setting* possa servir como uma outra proposta de intervenção – e não empecilho – para uma boa prática clínica.

O *SETTING* DA TERAPIA DE CASAL ON-LINE

A mudança do *setting* físico para o on-line, em geral, provoca dúvidas e inseguranças nos profissionais, pois se trata de uma modalidade de atendimento nova. O uso da internet envolve o modo como o terapeuta vivencia pessoalmente o uso de tecnologias. Sua compreensão sobre o mundo digital pode ser, muitas vezes, decisiva para a qualidade do atendimento.

Além disso, é necessário ter domínio da linguagem e das ferramentas digitais, além da revisão de conceitos centrais à Psicologia. São comuns, por exemplo, os questionamentos sobre como observar as expressões e gestos nesse formato de atendimento, sobre a redução do corpo a uma tela bidimensional. Quando se trata de uma terapia de casal, a leitura do que acontece entre os envolvidos é modificada, assim como o ambiente onde o casal está, que muitas vezes pode ser a sua casa ou mesmo o seu quarto. Nesse sentido, é fundamental que o terapeuta tenha domínio de algumas especificidades das consultas terapêuticas, em especial quando se trata do atendimento on-line simultâneo de duas pessoas.

ANTES DE INICIAR AS SESSÕES

Paula e André viviam juntos há 10 anos e tinham dois filhos pequenos. Vivia com eles, também, a mãe de André, que sofria com Alzheimer e era dependente de cuidados. O casal conta que, após muita conversa, foi decidido que André ficaria responsável pelos cuidados da mãe, visto que Paula já dedicava todo o seu tempo restante, após o trabalho, em jornada integral, aos cuidados da casa e dos filhos.

Eles optaram pelo atendimento on-line porque não tinham com quem deixar os filhos pequenos para irem ao consultório e fazer as sessões, e a mãe de André não tinha condições de saúde para ficar sozinha cuidando dos netos. O casal está fazendo sua primeira sessão conjunta. Estão na sala de casa e dividem a mesma câmera de um único computador. O que a terapeuta de casal precisa saber para iniciar as sessões mediadas pela web?

Alguns aspectos da terapia de casal não apresentam diferenças entre as modalidades face a face e on-line. Antes mesmo da entrevista clínica inicial com o casal, o psicólogo pode ficar atento a alguns detalhes do primeiro contato. Em geral, logo nas primeiras conversas com a terapeuta, o casal pode oferecer pistas importantes sobre a dinâmica do relacionamento: quem procurou a terapia, se as condições colocadas pelo psicólogo (como horários e honorários) são aceitas ou discutidas, se o agendamento foi combinado com o(a) parceiro(a) ou se foi uma decisão unilateral, se quem está fazendo esse primeiro contato relata o motivo de procurar terapia, se o discurso tende a culpar o cônjuge pelo conflito, entre outros.

Existem aspectos, porém, que são específicos da terapia on-line e que podem fornecer informações relevantes para o profissional: uma das primeiras observações que a terapeuta precisa fazer é a compreensão do motivo e das motivações que levaram o casal a optar pela modalidade on-line. Essa informação é essencial para avaliar se o atendimento on-line poderá ser efetivo e se o tipo de intervenção terá a adesão de ambos.

Além disso, compreender o motivo da escolha pode revelar logo no início a dinâmica do relacionamento, especialmente se a demanda por essa modalidade for originada de um excesso de vida on-line ou se existe alguma especificidade que inviabiliza a ida ao consultório físico. É interessante observar que é crescente a quantidade de pessoas que buscam aplicativos para encontros ou outras tecnologias digitais, promovendo mudanças na forma como os relacionamentos acontecem. Muitos casais atualmente convivem entre dispositivos e redes sociais, o que pode influenciar a comunicação e a proximidade, distanciando-os e tornando-os inflexíveis diante de frustrações do relacionamento. As tecnologias também têm trazido novas demandas aos consultórios, decorrentes das novas possibilidades de interação digital.

Outro ponto interessante a ser observado referente aos motivos é se a decisão pelo atendimento on-line foi conjunta ou se partiu da escolha de um lado apenas e se, ainda assim, ambos estão de acordo com essa escolha. Antes de iniciar a terapia on-line, recomenda-se que o psicólogo realize essa observação, a fim de verificar se a demanda trazida pode ser atendida nessa modalidade ou se seria indicado encaminhar para uma terapia face a face.

Mas somente uma avaliação inicial é suficiente? A resposta é não. O atendimento de casal on-line não pode ser simplesmente ligar o computador e atender por qualquer aplicativo conhecido de videochamada. Isso significa que existem aspectos dos quais o terapeuta precisa ter domínio antes de iniciar qualquer intervenção mediada pelas tecnologias. Estes, em geral, são comuns às consultas terapêuticas on-line, como a psicoterapia on-line individual, e referem-se aos procedimentos éticos e ao conhecimento das especificidades dos recursos tecnológicos.

Assim como no atendimento em consultório físico, o profissional precisa conhecer e fazer valer todos os aspectos do Código de Ética do Profissional Psicólogo, estando atento a que o sigilo e a privacidade ganham uma importância maior nos atendimentos mediados pela web. Se este já é um ponto essencial a ser observado no atendimento individual on-line, quando se trata da terapia de casal o cuidado deve ser redobrado.

Antes de iniciar o atendimento, é necessário que terapeuta e casal tomem algumas precauções: o local escolhido para as sessões deve ser bem iluminado, isolado e silencioso, tanto o do psicólogo quanto o do casal. Recomenda-se que o psicólogo utilize fones de ouvido, pois assim ele diminui os ruídos externos e melhora as condições de sigilo, repercutindo na nitidez da comunicação. Em relação ao casal, a possibilidade de uso de fones de ouvido depende da localização geográfica de cada um e da forma como eles escolhem o acesso, pois, se ocorre por meio de um único dispositivo, o compartilhamento de um único fone pode significar perda da qualidade da comunicação. Em geral, quando dividindo uma mesma tela, é improvável que o casal o use, uma vez que um computador que comporte o uso de dois pares de fones não é acessível para todos. Desse modo, o casal usaria o som e o microfone próprios do aparelho, o que aumenta o risco de vazamento de áudio. Portanto, o terapeuta de casal deve ter atenção redobrada sobre a qualidade acústica do ambiente escolhido pelos parceiros para realizar a sessão. Algumas sugestões podem ser, por exemplo, perguntar sobre o local onde o casal ou cada parceiro está, se há outras pessoas na casa, se os filhos ou demais moradores podem ficar em outro cômodo durante a sessão, bem como solicitar recursos externos de isolamento acústico, como música ou outros sons fora do cômodo onde ocorrerá a sessão, orientar que o casal solicite privacidade às pessoas próximas, entre outros.

Portanto, quanto aos aspectos éticos, são válidas todas as recomendações para os atendimentos on-line individuais, como seguir os pressupostos do Código de Ética Profissional, a regulamentação de quais modalidades de uso das tecnologias nos serviços são autorizadas e a legislação vigente sobre direitos e deveres no uso da internet. É preciso considerar as peculiaridades, quando envolve o casal, buscando as melhores maneiras de garantir a manutenção de tais aspectos.

Também devem ser levados em conta os aspectos tecnológicos, principalmente se ambos têm conhecimento e sabem usar os recursos digitais o suficiente para participar de sessões on-line ou se, por exemplo, um dependeria do outro para isso, entre outros. São recomendados, ainda, cuidados para evitar o vazamento de dados. Cabe ao psicólogo orientar o casal em como tomá-los: utilizar um programa de videochamada seguro, com criptografia ponto a ponto e de acordo com a legislação brasileira sobre segurança e utilização de dados pessoais, programas de proteção de dados instalados e atualizados, verificar quais programas de computador estão instalados no dispositivo utilizado para as sessões e se algum deles oferece risco à segurança de dados, ler os termos de uso antes de instalar qualquer programa novo no computador, para saber como ele utiliza os dados dos usuários etc.[8]

Como mencionado anteriormente, na terapia de casal, eventualmente são realizadas sessões individuais. Assim como o terapeuta de casal deve garantir o sigilo do que é contado pelo cônjuge somente a ele na sessão face a face, o mesmo vale para a sessão individual on-line. Contudo, considerando que o casal pode dividir o mesmo aparelho (para a psicoterapia, para o trabalho ou para as mídias sociais) e a mesma casa, o psicólogo precisa estar atento à possibilidade de vazamento de informações. Logo, cabe ao profissional combinar com o casal quanto ao sigilo das sessões individuais – uso de fones, ambiente isolado e sem interrupções, pedir privacidade – e como e em quais momentos é possível entrar em contato fora do horário da sessão – por e-mail ou mensagem, ou se o terapeuta não estará disponível via modalidades assíncronas.

Ainda nesse contato inicial, é preciso que o psicólogo pesquise os serviços de saúde e os centros de suporte à saúde mental, como redes de acolhimento a mulheres vítimas de violência doméstica da cidade onde o casal reside, caso seja necessário encaminhamento. Além disso, o terapeuta deve solicitar um contato da rede de apoio do casal e formalizar a necessidade, e em quais momentos pode ser necessário quebrar o sigilo, conforme preconiza o Código de Ética.

A quebra de sigilo pode acontecer em situações de emergência, que envolva risco à própria vida ou à vida do outro, especialmente porque o profissional não está presente fisicamente para auxiliar em situações imprevistas. Dessa forma, o contato de pessoas de confiança que possam auxiliar num momento emergencial é um fator relevante do atendimento on-line. Quando necessário, cabe ao terapeuta avaliar se é indicado ter o contato emergencial de cada um dos parceiros ou se seria suficiente ter o contato de uma pessoa que possa responder pelo casal. Por fim, vale considerar casos que trazem maior risco, que possam envolver, por exemplo, agressividade ou violência entre os parceiros. O psicólogo deve dispor de contatos locais de emergência, como vizinhos ou pessoas que morem junto e, ainda, autoridades locais, no caso de descontrole e de risco ou de vulnerabilidade de um dos parceiros.

DURANTE AS SESSÕES

Ao longo das sessões, Paula e André mudavam constantemente o local escolhido para a sessão: em alguns dias o casal se sentava junto em um sofá, e em outros, em cadeiras separadas. Ao mencionar esse fato em sessão, Paula afirmou que muitas vezes, sem perceber, escolhia o local de acordo com a vontade que sentia de estar perto de André. Em dias em que houvera algum tipo de conflito, ela optava por se afastar dele.

Durante as sessões com o casal, face a face ou on-line, a terapeuta de casal observa os seguintes aspectos: a posição escolhida pelo casal – sentados um em direção ao outro ou em sentidos opostos; se, quando um está falando, olha para o cônjuge ou para a terapeuta; e o que está ouvindo, se o faz atentamente ou faz outra coisa – mexe no celular, olha para o alto ou toma água, por exemplo; se um interrompe o outro; se há acusações; entre outros.

As atitudes de Paula e André quanto a como se apresentarão fisicamente à terapeuta já podem ser indícios de conflitos vividos naquela semana. A observação dos aspectos físicos e posturais na modalidade on-line são diferentes, afinal o enquadramento da webcam pode limitar o acesso à linguagem corporal e obrigar o casal a se colocar em uma posição mais próxima para aparecer na tela, posição que usualmente não adotaria no consultório. Embora a observação tradicional do terapeuta de casal possa mudar na modalidade on-line, esses aspectos ainda surgem, mas em formatos diferentes: o casal foi obrigado a se sentar mais próximo para aparecer na tela ou é da dinâmica deles essa aproximação? Em casos de problemas técnicos, um culpa o outro? Eles olham entre si ou somente para a tela? Eles se tocam ou ficam em posições em que evitam contato físico? O casal está fazendo a sessão no mesmo computador ou utiliza dispositivos separados? Enfim, são questões que mudam de forma, mas não de função. Durante o processo, também pode ser interessante observar se o *setting* escolhido pelo casal se modifica, o que pode fornecer dados interessantes de aproximação ou distanciamento, se as escolhas mudam com frequência ou se se mantêm entre os encontros.

Junto a isso, a terapia de casal on-line possibilita o acesso a novos dados que talvez não estivessem disponíveis no consultório: a observação direta da interação do casal em seu ambiente natural, o local onde os conflitos geralmente acontecem, que é a casa dos clientes. De modo semelhante, torna-se possível uma intervenção no aqui-agora nesse ambiente, facilitando a generalização dos resultados, como podemos ilustrar com o ocorrido em uma das sessões em que Paula toma para si suas queixas e de forma ativa modifica o *setting*, mostrando, literalmente, os pontos conflituosos vividos durante a semana:

Paula moveu a webcam até a cozinha durante uma sessão on-line, para mostrar que André não havia feito a limpeza das louças conforme o combinado em uma sessão anterior. A partir do ocorrido, foi possível, então, iniciar um diálogo sobre a distribuição das tarefas domésticas e sobre a comunicação de ambos.

INTERRUPÇÕES E IMPREVISTOS

André geralmente se retirava, ainda que brevemente, das sessões on-line, enquanto Paula relatava algo, dizendo que precisava auxiliar a mãe adoecida no cômodo ao lado.

Quando a terapia é conduzida em casa, existe maior possibilidade de interrupções, de filhos ou animais domésticos, por exemplo, ou imprevistos, como a chegada de uma entrega ou uma visita inesperada. Embora seja recomendado que o casal tome medidas de precaução para garantir que interrupções não ocorram e que o sigilo das sessões seja preservado, é possível surgirem diversos tipos de imprevistos. Em certos casos, porém, é necessário observar se existe um aspecto funcional nas interrupções, como no caso de André, descrito anteriormente. As frequentes saídas dele em momentos específicos da sessão (durante os relatos de Paula) passaram a indicar uma possível esquiva de ouvir a esposa falar sobre assuntos que o incomodavam. Se as sessões tivessem ocorrido em um consultório físico, teria sido mais difícil identificar esse comportamento.

A mãe de Paula chegou à casa deles sem avisar, no momento da sessão. As frequentes visitas inesperadas da sogra eram fonte de estresse para André e motivo de brigas para o casal. Ao ocorrer durante a sessão, foi possível observar a reação dos dois e sua comunicação nesse momento conflituoso.

Como mostra a situação anterior, interrupções, mesmo que inesperadas, também podem mostrar ao terapeuta dados importantes sobre o relacionamento do casal. Com uma atenção especial ao contexto físico e aos acontecimentos do local onde o casal realiza a terapia, conversar com os participantes sobre as interrupções pode antecipar ao processo eventos determinantes dos conflitos.

ENTRE SESSÕES E A RELAÇÃO TERAPÊUTICA

Independentemente do objetivo da terapia, da razão do conflito e da dinâmica do casal, o psicólogo trabalhará a comunicação entre o casal, incluindo o falar e o ouvir. Geralmente o principal motivo para os problemas conjugais é a comunicação inadequada, ou até mesmo a falta dela, entre os cônjuges. A forma como o casal se comunica muito provavelmente aparecerá na interação com o psicólogo, que poderá ensinar o casal a se comunicar por meio da relação terapêutica.

O sucesso de qualquer psicoterapia (face a face ou on-line) depende de uma boa relação terapêutica. Na terapia, o psicólogo precisa promover o vínculo com o casal e com cada membro da díade, tomando cuidado para não assumir lados. A partir disso, ele pode promover uma comunicação adequada entre o casal, contando como se sente quando um cônjuge fala algo a ele na sessão individual ou dando modelo de como falar de forma assertiva.

Quase todas as vezes em que André relatava em sessão algo que Paula tivesse dito ou feito e que ele não gostou, Paula revirava os olhos e fazia muxoxo. A terapeuta descreveu esse comportamento, pediu que André descrevesse como se sentia quando isso acontecia e contou que se sentia constrangido quando Paula o fazia. Paula respondeu que fazia sem perceber. Então, a terapeuta solicitou que, nas próximas sessões, Paula olhasse para a tela do canto, que mostra o vídeo do casal gerado pela webcam.

A tecnologia pode ser uma aliada no manejo da terapia e da relação terapêutica. Conforme o exemplo citado, para além de descrever o comportamento inadequado de escuta de Paula e fazer uma autorrevelação de como se sentia quando isso acontecia, foi possível que a terapeuta colocasse a esposa para se observar no aqui-agora da sessão. No consultório, talvez essa segunda parte da intervenção não fosse possível, uma vez que não há espelhamento como em uma videochamada. O ver a si mesmo é um recurso comum nos aplicativos de conversa e traz uma outra forma de autopercepção que não aconteceria no consultório físico. Seria essa mais uma ferramenta a ser considerada e avaliada quanto ao seu uso conforme a dinâmica do casal? O que espelhar, quando espelhar e por quê? Mesmo que o casal não se olhe durante a sessão, o recurso do espelhamento, quando compartilham o mesmo dispositivo, permite olhar a si próprio e ao parceiro simultaneamente, podendo oferecer reflexões importantes sobre a autopercepção e a percepção do outro no relacionamento.

Ao longo da semana, André passou a mandar mensagens para a terapeuta sempre que ocorriam brigas com Paula. Segundo ele, era uma forma de registrar o ocorrido, para a terapeuta saber antes da sessão.

A atenção à relação terapêutica é importante inclusive na comunicação que ocorre fora das sessões, para confirmar agendamentos, alterar horários, enviar comprovantes de pagamentos ou outras informações. Esse contato se tornou ainda mais facilitado com o uso de aplicativos de mensagens instantâneas. Afinal, apesar de o uso da tela limitar o acesso à comunicação não verbal entre o casal, o on-line expande a comunicação verbal: além das falas, o casal pode enviar mensagens de texto, e-mails e arquivos de áudio ao terapeuta. Desse modo, ao possibilitar a comunicação entre um ou entre o casal e o terapeuta, existem aspectos relevantes para o processo terapêutico.

Embora não haja orientações éticas específicas para esse tipo de situação, deve-se levar em conta como cada um se sente com essa "comunicação paralela". É importante que o terapeuta de casal possa manejar o uso dos recursos assíncronos, estabelecendo, por meio de um contrato conjunto, em quais momentos ele é adequado, como nos exemplos citados anteriormente, e em quais ele é inadequado – por exemplo, contar segredos ao terapeuta ou solicitar que este fale algo ao cônjuge, lembrando que o profissional deve facilitar a comunicação e a interação entre o casal. O uso não planejado e não acordado sobre as trocas assíncronas pode significar a perda da confiança de um dos parceiros no vínculo terapêutico, prejudicando o andamento do processo e a credibilidade do profissional.

A terapeuta combinou com Paula e André que as trocas de mensagens de texto entre eles seriam somente para casos de emergência ou relacionados a agendamento de sessões, uma vez que eles precisavam falar sobre os conflitos em sessão. Foi possível, a partir disso, discutir com o casal a importância da intervenção terapêutica no aqui-agora, ou seja, durante as sessões.

Esse é um ponto relevante no uso de tecnologias; o profissional deve avaliar se em seus atendimentos on-line ele irá utilizar somente a modalidade síncrona, como videochamada, ou se irá dispor, também, de contatos assíncronos, como envio de mensagens de texto ou áudio fora do horário de sessão. Essas decisões devem ser avaliadas anteriormente pelo psicólogo e ser acordadas com o casal logo no início do processo.

No que se refere à segurança e privacidade, no caso de recursos assíncronos em terapia de casal, é recomendada atenção especial na escolha das ferramentas, que se usem aplicativos com a opção de configurar a autodestruição da mensagem, programada para tempo breve (dez minutos, por exemplo), escolhendo aqueles que não armazenem mensagens em nuvens de compartilhamento ou provedores com guarda de histórico. É válido, certamente, instruí-los a utilizar múltiplos fatores de autenticação, como senha de entrada no dispositivo e senha específica do aplicativo utilizado para a terapia.

APÓS AS SESSÕES

A avaliação do terapeuta de casal, no decorrer do processo psicoterapêutico on-line, deve ser constante no que se refere ao risco de perda de controle da situação e se o casal ainda pode se beneficiar com o atendimento on-line. Caso o psicólogo perceba que essa modalidade não está ajudando o casal, sugere-se que eles sejam encaminhados a um serviço face a face, seguindo as orientações do Código de Ética.

É preciso destacar as situações em que o terapeuta de casal precisará quebrar o sigilo, tanto das sessões de casal quanto das sessões individuais. Alguns exemplos são casos de violência doméstica, em que pode ser necessário acionar as autoridades locais, e casos em que o psicólogo perceba risco de suicídio em um dos cônjuges e precise alertar o outro. Essa avaliação também deve ser contínua.

Vale ressaltar que isso vale para situações emergenciais, e não para segredos entre o casal. Por exemplo, se um dos cônjuges estiver tendo um caso extraconjugal e solicita que o terapeuta revele isso na sessão ao outro cônjuge, o psicólogo deve manejar a situação e auxiliar o cliente em como fazer isso com o(a) parceiro(a).

CONSIDERAÇÕES FINAIS

A terapia de casal on-line é recente; ainda pairam muitas dúvidas sobre quais são as populações e intervenções adequadas nesse tipo de atendimento. Dessa forma, orienta-se que o psicólogo, ao receber a solicitação dessa modalidade, tenha cautela e avalie o quanto o atendimento on-line pode ser o melhor tipo de tratamento.

Essa é uma área que ainda está permeada de "achismos", preconceitos e meras transposições do face a face ao on-line. Em contrapartida, com a comodidade da internet e o excesso de atividades cotidianas do mundo moderno, a tendência é que a demanda da psicoterapia de casal on-line aumente no futuro. Portanto, estudos sobre o tema são muito mais do que bem-vindos. Afinal, a Psicologia é uma ciência, e é dever do psicólogo fundamentar suas práticas em evidências científicas.

Mas qual é o final do caso de André e Paula? Eles conseguiram entrar em um acordo? Eles se separaram? Assim como precisamos acompanhar constantemente o que vem sendo estudado e discutido na terapia de casal on-line, Paula e André estão no meio do processo e precisarão estar atentos a si mesmos e à relação para enfrentarem os desafios que a vida lhes trará.

REFERÊNCIAS BIBLIOGRÁFICAS

1. Tavora MT. Contrato emocional e código de ética: pilares da reconstrução conjugal. Psico. 2009;40(1):50-7.
2. Blumer MLC, Hertlein KL, Smith JM, Allen HA. How many bytes does it take? A content analysis of cyber issues in couple and family journals. J Marital Fam Ther. 2014;40(1):34-48.
3. Doss BD, Feinberg LK, Rothman K, Roddy MK, Comer, JS. Using technology to enhance and expand interventions for couples and families: Conceptual and methodological considerations. J Fam Psychol. 2017;31(8):983-93.
4. Weinberg H, Rolnick A. Theory and Practice of Online Therapy: Internet-delivered Interventions for Individuals, Groups, Families, and Organizations. 1. ed. Nova Iorque: Routledge; 2020.
5. McCoy M, Hjelmstad L, Stinson M. The role of tele-mental health in therapy for couples in long-distance relationships. J Couple Relatsh Ther. 2013;12:339-58.
6. Farero A, Springer P, Hollist C, Bischoff, R. Crisis management and conflict resolution: Using technology to support couples throughout deployment. Contemporary Family Therapy. 2015; 37(3):281-90.
7. Souza VB, Silva NHLP, Monteiro MF. Psicoterapia on-line: manual para a prática clínica [Internet]. 1ª ed. Curitiba: e-book kindle.; Disponível em: https://www.amazon.com.br/dp/B08HQZJH27/ref=reader_auth_dp
8. Doss BD, Knopp K, Roddy MK, Rothman K, Hatch G, Rhoades G. Online programs improve relationship functioning for distressed low-income couples: Results from a nationwide randomized controlled trial. J Consult Clin Psychol. 2020;88(4):283-94.
9. Roddy MK, Stamatis CA, Rothman K, Doss, BD. Mechanisms of change in a brief, online relationship intervention. J Fam Psychol. 2020;34(1):57-67.

Índice remissivo

C

D

W

Y